Depressionen erfolgreich behandeln

Wie Sie in nur 3 Monaten Ihre Depressionen ohne Psychotherapie und Psychopharmaka loswerden können!

Rainer Bloch Verlag

Depressionen erfolgreich behandeln

Sigi Nesterenko

ISBN 978-3-942179-02-7

Rainer Bloch Verlag

1. Ausgabe 2010

Druck: SOL GmbH, Schrobenhausen

SPRACHREGELUNG:

Zur Vereinfachung beim Schreiben und Lesen wird immer die männliche Form verwendet: der Patient, der Arzt usw. Dieser Artikel dient als allgemeiner Gattungsbegriff und schließt weibliche Personen automatisch mit ein.

Inhaltsverzeichnis

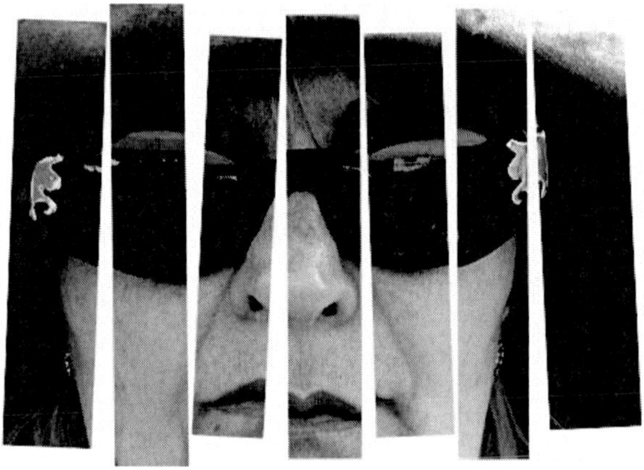

Vorwort

So tragisch der Tod von Nationaltorwart Robert Enke auch war, er hat es geschafft, dass Depressionen endlich zu einem Thema in Deutschland geworden sind. Obwohl Depressionen schon seit vielen Jahren zu einer Volkskrankheit geworden sind, werden sie noch immer tabuisiert, ignoriert, zu wenig diagnostiziert und häufig falsch therapiert. Es besteht ein riesiger Bedarf an guten und seriösen Informationen. Und wer kann diese besser geben als jemand, der die Depressionen selbst erlebt und sogar überlebt hat?

Als ich mitten in den Vorbereitungen für dieses Buch steckte, überrollte uns förmlich das Schicksal von Robert Enke. Plötzlich wachte die Nation auf und entdeckte eine Erkrankung, die vorher niemand zu kennen schien. Und mir wurde die Wichtigkeit meines Buches noch mal deutlich vor Augen geführt.

Es gibt viele Bücher über Depressionen, manche mit wirklich guten Inhalten und wertvollen Informationen. Aber ich bin davon überzeugt, dass diese Informationen, die ich aus eigener Erfahrung gesammelt habe, bisher in keinem anderen Buch zu finden sind.

Dass ich dieses Buch schreibe, ist alles andere als selbstverständlich. Doch wer mich heute sieht und kennt, kann sich nur schwerlich vorstellen, dass ich tatsächlich nur ganz wenige Schritte von dem Weg entfernt war, den Robert Enke gegangen ist. Und auch mir selbst kommt es mittlerweile oft vor wie ein schrecklicher Alptraum, in dem ich leider die Hauptrolle gespielt habe.

Meine Depressionen liegen nun genau 11 Jahre zurück. Und ob Sie es glauben oder nicht: Sie sind nie wieder zurückgekehrt, ich habe sie ganz ohne Psychotherapie und Antidepressiva erfolgreich besiegt. Nachdem ich ca. 5 Jahre immer wieder von Depressionen heimgesucht worden war, erfolgte endlich die für mich lebensrettende Diagnose. Nachdem die entsprechende Therapie – wie gesagt: keine Psychotherapie – durchgeführt wurde, waren die Depressionen nach nur 3 Monaten wie weggeblasen. Und mittlerweile seit 11 Jahren! Und das Schönste daran: Sie sind nie wiedergekommen!

In diesem einmaligen Buch über Depressionen erhalten Sie sehr wertvolle Informationen, die Ihr Leben wirklich grundlegend verbessern können. Dies ist nicht nur darauf zurückzuführen, dass ich selbst jahrelang von Depressionen betroffen war und schließlich selbst aus der Seelenhölle herausgefunden habe. Nein, diese Informationen sind auch so wertvoll, weil sie bisher kaum veröffentlicht wurden.

Erfahren Sie hier vieles über sinnvolle Naturheilverfahren, die bei Depressionen erfolgreich eingesetzt werden können. Und lesen Sie über die vielen verschiedenen möglichen (Mit-)Ursachen, die zu Ihrer Depression geführt haben können.

Ich möchte Ihnen ganz bestimmt nicht das Blaue vom Himmel versprechen und Ihnen unerfüllbare Hoffnungen machen. Dafür nehme ich das Thema ‚Depressionen' viel zu ernst. Nein, es ist viel mehr. Es ist nach meinen langjährigen Erfahrungen einfach so, dass ich meine Erkenntnisse weitergeben möchte.

Viele meiner Leser der bisher erschienenen 17 Gesundheitsbücher baten mich immer wieder in den vielen Mails und Gesprächen, noch mehr meiner Erfahrungen zu publizieren. Gerade depressive Menschen könnten doch so sehr von meinen Kenntnissen profitieren.

Und nun liegt es vor Ihnen, mein Buch, das auch Ihnen den Weg in Ihr neues Leben zeigen soll. Ich bin sicherlich realistisch genug, um zu sagen, dass dies nicht bei jedem gelingen wird. Aber auch wenn es auch nur jeder zweite Leser ist und Sie einer dieser beiden sind, dann ist doch schon viel gewonnen!

Lesen Sie dieses Buch unbedingt bis zum Schluss! So erhalten Sie ein wirklich umfangreiches Bild über Depressionen, denn ich beleuchte schulmedizinische Aspekte genauso wie naturheilkundliche Sichtweisen.

Und beachten Sie auch sehr intensiv die wertvollen Empfehlungen, die zwar schulmedizinisch nicht belegt sind, aber die in der Erfahrungsheilkunde sehr beeindruckende Erfolge erzielt haben. Auch wenn Ihnen hier die eine oder andere Empfehlung vielleicht noch etwas fremd erscheinen mag, so nehmen Sie meine Vorschläge als eine wichtige Anregung.

Auch ich kannte bis vor 11 Jahren nur schulmedizinische Sichtweisen. Doch erst mit Hilfe der ganzheitlich ausgerichteten Medizin wurde die tatsächliche Ursache meiner lebensbedrohlichen Depressionen diagnostiziert und beseitigt.

Und wenn Sie wüssten, wie viele Menschen mittlerweile anhand meiner Empfehlungen ihren Weg gefunden haben, würden Sie diese erst gar nicht anzweifeln.

Aber es ist natürlich Ihre Entscheidung. In diesem Buch gebe ich Ihnen viele hilfreiche Anregungen. Welche sie davon schließlich für sich annehmen und umsetzen, ist natürlich Ihnen überlassen.

Nutzen Sie außerdem die vielen Tipps am Ende dieses Buches: für akute Depressionsphasen oder für langfristige Depressionen. In diesem Sinne wünsche ich Ihnen von ganzem Herzen viel Gesundheit.

Ihre Sigi Nesterenko

Einleitung

Jeder kennt das Gefühl, mal niedergeschlagen und bedrückt zu sein. Genauso kennt jeder auch das Gefühl von Glück und Freude. Sie alle sind Bestandteile unseres Lebens und gelten als völlig normal. Anders sieht es aus, wenn sich die Phasen der Niedergeschlagenheit intensivieren, sie keinen Raum mehr für Glücksgefühle lassen und die Traurigkeit unser ganzes Leben in der Hand hat.

Etwa vier Millionen Menschen leiden in Deutschland unter der völlig unterschätzten Volkskrankheit Depression. Dass es sich hierbei um eine schwere und nicht selten auch lebensbedrohliche Krankheit handelt, wird vielfach nicht ernst genommen.

Denn wer von Depressionen betroffen ist, der leidet nicht einfach unter Stimmungsschwankungen, schlechter Laune und Niedergeschlagenheit. Es geht hier um viel mehr! Bei einer schweren Depression fühlen sich viele Betroffene in einer so dramatischen Situation, dass sie im eigentlichen Sinne zwar nicht den Lebenswillen verloren haben, sondern vielmehr ihren extremen psychischen und physischen Zustand nicht mehr auszuhalten glauben.

In den vergangenen Jahren hat sich die Zahl der diagnostizierten Depressionen in den entwickelten Industrienationen vervielfacht. Einige Fachleute gehen davon aus, dass sich nicht die Zahl der Erkrankungen, sondern nur die Zahl der *erkannten* Erkrankungen erhöht. Dies spräche für ein gestiegenes Problembewusstsein.

Es gibt jedoch auch Stimmen, die von einem tatsächlichen Anstieg der Erkrankungen ausgehen. Diese These wird vor allem von einer Studie von Klerman und Weissman aus dem Jahr 1989 gestützt, die zudem das "Zeitalter der Depression" voraussagte.

Die Ausmaße der Depressionen gleichen fast einer Epidemie. Dies bedeutet nicht nur viele dramatische Erlebnisse für die Betroffenen, sondern auch einen großen volkswirtschaftlichen Schaden, der durch Therapiekosten, Krankengeld und Arbeitsausfall entsteht.

Depressionen zählen mittlerweile zu den großen, aber zugleich am meisten unterschätzten Volkskrankheiten. Die Weltgesundheitsorganisation (WHO) geht davon aus, dass bereits bis 2020 die Depressionen an Nummer 2 der Volkskrankheiten stehen werden.

Das Max-Planck-Institut vermutet, dass in Deutschland jährlich 7,8 Millionen Menschen unter Depressionen leiden. Seelenqualen, die von Außenstehenden häufig nicht ernst genommen werden. Dabei können Depressionen – je nach Schweregrad – lebensbedrohlich werden. Denn ohne eine adäquate Therapie kann eine behandlungsbedürftige Depression zu Selbstmord oder Selbstmordversuchen führen.

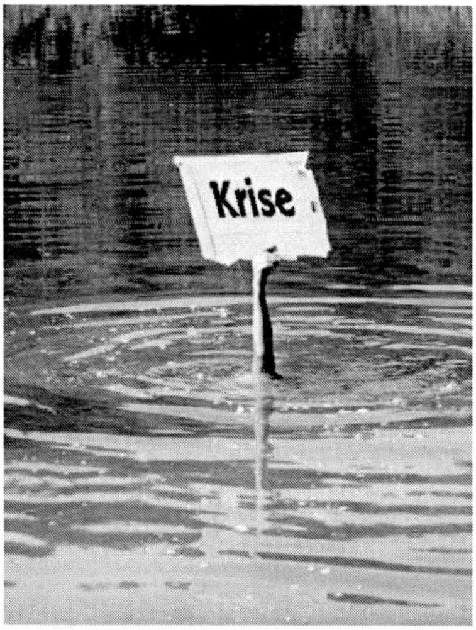

Allgemeine Einordnung von Depressionen

Der Name der Krankheit, Depression, leitet sich von dem lateinischen Verb *deprimere* ab, welches gewöhnlich mit *niederdrücken* übersetzt wird. Dazu passt auch, dass unter einer Depression im allgemeinen Sprachgebrauch ein Zustand der Niedergeschlagenheit verstanden wird.

Im medizinischen Sinn sind bestimmte Merkmale erforderlich, um von einer Depression zu sprechen. Hierbei wird berücksichtigt, wie sich die Art, Intensität und Zeitspanne der Symptome darstellen.

So werden in der psychologischen und psychiatrischen Praxis Depressionen anhand ihres Verlaufes und ihrer Symptome diagnostiziert. Dabei wird streng zwischen einer Depression und depressiven

Verstimmungen unterschieden. Zu unterscheiden ist diese Störung von kurzfristigen Zuständen der Traurigkeit und Niedergeschlagenheit – so wie sie auch gesunde Personen gelegentlich erleben – sowie von sekundären depressiven Befindlichkeiten als Folge von äußeren Auslösern, wie beispielsweise eine körperliche Einschränkung durch Krankheit oder Unfall.

Oft wird eine Depression als ein Spektrum von lang andauernden Stimmungen und Verhaltensweisen, die von Enttäuschung, Traurigkeit, Gleichgültigkeit und Pessimismus, von Schlafstörungen und Appetitverlust bis hin zu völligem Rückzug, Apathie, Selbstaufgabe und Selbstmordhandlungen reichen.

Die Ansätze zum Verständnis von Depressionen sind vielfältig und zur Behandlung der Depression kommen – je nach der vorliegenden Diagnose – verschiedene Therapiemöglichkeiten in Betracht.

Depressionen sind eine Erkrankung

Eine Depression ist eine ernste Erkrankung, die von kurzfristigen Stimmungsschwankungen und periodischer Niedergeschlagenheit abgegrenzt werden muss.

Im Unterschied zu vielen Erkrankungen wie beispielsweise Schmerzen, Übelkeit oder einem gebrochenen Bein ist es sehr schwierig, das

Phänomen der Depressionen jemandem zu vermitteln, der diese Krankheit noch nicht am eigenen Körper erfahren hat.

Depressionen sind weder Einbildung noch einfach schlechte Laune oder lästige Stimmungsschwankungen. Sie sind auch kein November-Blues oder ein ‚Sich-einfach-hängen-lassen'. Eine Depression ist vielmehr und eine oftmals völlig unterschätzte Krankheit, die den ganzen Körper betrifft. Depressionen sind nicht nur eine beängstigende Erkrankung, sondern auch äußerst komplex.

Denn nicht nur die Gefühle und Gedanken verändern sich, sondern auch das Verhalten, das geprägt ist durch ständige Antriebslosigkeit und Abgeschlagenheit. Dies alles wird begleitet durch eine intensive Traurigkeit und eine innere Leere. Häufig sind die Depressionen kombiniert mit diversen anderen Symptomen wie unter anderem Erschöpfung, Kopfschmerzen, Verdauungsbeschwerden, Schlafstörungen und Ängstlichkeit.

Alltägliche Dinge zu bewältigen, wird zu einer unvorstellbaren Herausforderung. Schon die einfachsten Hausarbeiten wie Putzen oder Aufräumen können zu anstrengend werden.

Zwar tauchen bei den Betroffenen in der Regel bestimmte Muster auf, aber dennoch gibt es den prototypischen Fall nicht.

Die Depressionen zeigen sich wie ein schwarzer Tunnel, in den von außen niemand hineinsehen kann, aber an dessen Ende oftmals kaum Licht zu sehen ist.

Aus Depressionen kann sich ein Betroffener ohne therapeutische Hilfe fast nie von selbst befreien. Während bei einem heutzutage häufig anzutreffenden ‚Ausgepowertsein' ein längerer Urlaub oder eine kleine Auszeit Wunder bewirken kann, hilft dies bei Depressionen überhaupt nicht.

Wird eine Depression nicht adäquat therapiert, kann sie nicht nur Monate, sondern sogar mehrere Jahre lang andauern. Und genau dies ist ein großes Problem: Noch immer werden Depressionen nicht als solche erkannt. Aber nur wer die richtige Diagnose erhält, kann die entsprechende Therapie einleiten.

Auftreten und Verbreitung

Eine Studie der WHO hat festgestellt, dass mittlerweile schon zehn Prozent der Bevölkerung im Alter zwischen 15 und 44 Jahren von einer Depression betroffen sind.

Bei Auftreten und Verlauf von Depressionen lassen sich deutliche geschlechtsspezifische Unterschiede feststellen. So gehen Erhebungen davon aus, dass in einer Normalpopulation das Risiko an einer Depression zu erkranken, für Frauen bei 10–25 Prozent liegt, bei Männern dagegen bei 5–12 Prozent.

Die Altersgruppen von 25–44 Jahre sind zwar am häufigsten betroffen, aber Depressionen bei Senioren nehmen in bedrohlichem Maße zu.

Je häufiger depressive Phasen auftreten, desto höher ist das Risiko einer erneuten Erkrankung. Experten gehen davon aus, dass etwa zwei Drittel der Phasen einer Depression vollständig remittieren, ein Drittel dagegen nur teilweise oder gar nicht.

Die Ausprägung der ersten Episode kann dabei als Indikator für die Dauer der Störung dienen. So zeigen Erhebungen, die ein Jahr nach Diagnosestellung erstellt wurden, dass für 40 Prozent der Betroffenen die Symptomkriterien weiterhin eine volle Ausprägung der Episode nahe legen. 20 Prozent der Betroffenen zeigen nach einem Jahr noch Teilsymptome, während 40 Prozent der Personen überhaupt keine Symptome mehr zeigen.

Jedoch verlaufen Depressionen individuell sehr unterschiedlich, und die Ausprägung und die Dauer zeigen eine starke Abhängigkeit von den durchgeführten Behandlungsmaßnahmen.

Nicht nur in der Häufigkeit der Erkrankung lassen sich geschlechtsspezifische Unterschiede nachweisen, auch die jeweilige Ausprägung der Krankheit und ihre Symptomatik lässt einen Zusammenhang zum Geschlecht erkennen. Zwar ist die Ausprägung der Kernsymptomatik bei beiden Geschlechtern fast identisch, doch zeigen sich in der Sekundär- oder Folgesymptomatik deutliche Unterschiede.

Während davon ausgegangen werden kann, dass sich bei Frauen Symptome wie Mutlosigkeit und Grübeln stärker in den Vordergrund drängen, zeigt sich bei Männern eher eine deutliche Tendenz zu aggressivem Verhalten. So zeigen klinische Studien an männlichen Patienten neben einer weit verbreiteten Schlaflosigkeit auch eine erhöhte Reizbarkeit, Verstimmung, schnelles Aufbrausen, Wutanfälle, Unzufriedenheit mit sich und anderen, Neigung zu Vorwürfen und nachtragendes Verhalten, erhöhte Risikobereitschaft, exzessives Sporttreiben, einen ausgedehnten Alkohol- und Nikotinkonsum sowie ein erhöhtes Selbstmordrisiko.

Von allen psychischen Erkrankungen ist die Depression die bei weitem am häufigsten auftretende. Nach Angaben des Bundesgesundheits-ministeriums leiden rund 4 Millionen Personen in Deutschland an einer Depression.

Zahlen, die über das Ausmaß von Depressionen in verschiedenen Publikationen zu finden sind, schwanken allerdings stark, was auf die hohe Dunkelziffer und die unterschiedliche Definition der Krankheit zurückgeführt wird.

Bei Frauen werden Depressionen weitaus häufiger diagnostiziert als bei Männern, nämlich in etwa doppelt so oft.

Hierfür gibt es unterschiedliche Erklärungsansätze wie zum Einen, dass bei Frauen eine höhere genetische Disposition zur Depression besteht als bei Männern. Aber auch die mit dem Monatszyklus einhergehenden Hormonschwankungen scheinen Frauen empfänglicher für Depressionen zu machen.

Allerdings kann der hohe Frauenanteil auch als Ausdruck verschiedener sozialer Rollen und Zuschreibungen verstanden werden. Denn das Spannungsfeld Hausfrau-Mutter und Berufstätigkeit bietet viele Ansätze, um eine Depression zu entwickeln.

Nicht selten ist auch die so genannte postpartale Depression, die kurz nach der Geburt eines Kindes bei der jungen Mutter auftritt.

Im Kindesalter sind reine Depressionen sehr selten. Man geht davon aus, dass weniger als ein Prozent der Vorschulkinder unter einer Depression leiden, während der Anteil bei Schulkindern auf zwei bis drei Prozent steigt. Bei Jugendlichen wird die Häufigkeit mit sieben bis dreizehn Prozent angegeben.

Prominente und Depressionen

Sie sind nicht allein – auch Prominente haben Depressionen

Depressionen betreffen nicht nur Sie und mich, sondern auch diverse Prominente. Diese Erkrankung macht nicht halt vor Berühmtheit, Geld und Schönheit. Jeder kann von diesem Amoklauf der Seele betroffen werden.

Manche der Promis gehen damit nicht an die Öffentlichkeit und leiden im Verborgenen, andere jedoch gehen in die Offensive und sprechen sehr offen über ihre Erkrankung.

Einer der prominentesten ehemaligen depressiven Menschen ist Robbie Williams. Aber auch andere bekannte Personen wie Sebastian Deisler, Brigitte Bardot und Mariah Carey wissen, was es heißt, unter Depressionen zu leiden bzw. gelitten zu haben.

Aber es gibt auch Beispiele von Prominenten, die keinen Ausweg aus ihrem Desaster mehr sahen und die ihr Leben eigenhändig beendeten. So litt der bekannte Schriftsteller Ernest Hemingway fast zeitlebens unter Depressionen und beging schließlich Selbstmord. Auch Marilyn Monroe beendete ihre Depressionen mit einer Überdosis Schlaftabletten, der momentan bekannteste Prominente unserer Zeit ist Robert Enke, der ebenfalls keinen Ausweg aus der Seelenhölle mehr sah.

Und es gab auch viele depressive Personen, die zwar keinen Freitod wählten, aber die viele Jahre ihres Lebens unter Depressionen litten. Einer der Bekanntesten unter ihnen war der Prinzgemahl Claus der niederländischen Königin Beatrix.

Eine der berühmtesten depressiven Persönlichkeiten ist die österreichische Kaiserin Sissi. Sie litt unter einer besonderen Form der Depression, bei der Betroffene aktiv depressiv sind. Diese Form der Depression wird auch heute noch als ‚Sissi-Syndrom' bezeichnet und ist durch einen überbordernden Tatendrang gekennzeichnet.

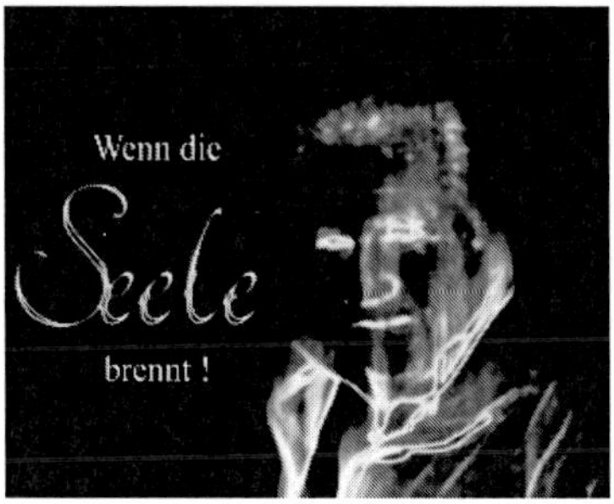
Wenn die
Seele
brennt !

Symptome von Depressionen

Nach dem Klassifikationssystem ICD 10, das Ihr Arzt als Kennziffer für Depressionen verwendet, ist die Erkrankung durch folgende drei Hauptsymptome charakterisiert: depressive Stimmung, Verlust von Freude und Interesse sowie erhöhte Ermüdbarkeit.

Häufig kommt es bei Depressionen zu Stimmungseinengungen. Dabei verlieren die betroffenen Personen die Fähigkeit, Freude oder Trauer zu empfinden. Hiermit geht oft ein Verlust der so genannten affektiven Resonanz einher, das heißt, dass die betroffene Person auch nicht durch den Zuspruch anderer aufzubauen ist.

Der Gesichtsausdruck wirkt leblos und ohne jeglichen Ausdruck, die Augen starren dabei ins Leere. Dabei sind die Mundwinkel heruntergezogen, der Gang energielos, die Stimme klingt monoton, kraftlos und ohne jeglichen Schwung und Elan.

Depressionen werden oftmals von weiteren Symptomen begleitet wie einer Antriebshemmung, die oft mit einer Denkhemmung kombiniert ist. Außerdem sind depressive Personen von einer inneren Unruhe betroffen, haben eine verminderte Konzentration und Aufmerksamkeit, Schlafstörungen, eine Entscheidungsschwäche, Gefühle der Wertlosigkeit und sie lassen sich von einer pessimistischen Zukunftsperspektive dominieren. Schließlich grübeln sie bis hin zu Wahnvorstellungen und drehen sich gedanklich häufig im Kreis. Dabei lässt ihr Gedankenkarussell besonders während nächtlicher Wachzustände keine anderen Gedanken zu.

Auch bestimmte körperliche Symptome können Zeichen für eine Depression sein. Am häufigsten kommt es zu einer Störung der so genannten Vitalfunktionen. So kann der Körper mit Appetitlosigkeit und Gewichtsab- oder zunahme, Magen- und Darmstörungen und Herz- und Kreislaufbeschwerden reagieren.

Nicht selten treten auch körperliche Schmerzen in den verschiedensten Körperteilen auf. Sehr verbreitet sind zusätzlich auftretende und als quälend empfundene Druckgefühle in der Brust. Auch eine Erhöhung der Infektionsanfälligkeit lässt sich beobachten.

Häufig kommt es zu gesteigerter Reizbarkeit und Ängstlichkeit. Die Wahrnehmung ist oft auf negative Aspekte beschränkt. Diese negativen Wahrnehmungen werden zum einzigen Maßstab und erfahren somit eine Überbewertung. Positive Aspekte dagegen werden kaum wahrgenommen und somit unterbewertet.

Typisch ist auch ein verringertes Gefühlsleben, das sich oft in einem Interessenverlust an der Umwelt ausdrückt. Mitunter wird auch das sexuelle Interesse beeinflusst: Es vermindert sich oder erlöscht gänzlich. Man spricht hier von einem Libidoverlust.

Bei schweren Depressionen ist die Antriebshemmung so stark, dass selbst die einfachsten Tätigkeiten wie Körperpflege, Einkaufen oder Abwaschen die Kräfte des Betroffenen überschreiten. Auch durch den Schlaf können die Kräfte nicht wieder aufgeladen werden.

Besonders die Schlafstörungen werden häufig neben der gesamten seelischen Enge als das belastendste Symptom empfunden. Diese sind oft Ausdruck eines gestörten 24-Stunden-Rhythmus, der sich darin äußert, dass eine Verschlechterung des Zustandes vor allem in den frühen Morgenstunden auftritt. Die Nächte können zur unvorstellbaren Qual werden, weil man stundenlang wach liegt, nicht einschlafen kann, obwohl man völlig erschöpft und übermüdet ist. In diesen unendlich scheinenden nächtlichen Stunden entwickeln sich in der Verzweiflung gefährliche Gedanken, die gar nicht aufhören wollen und die sich immer wiederholen.

In der Folge bereitet schon das morgendliche Aufstehen große Probleme. So ist es für depressive Menschen besonders in den Morgenstunden schwierig, normale Aktivitäten wie Haushaltsarbeiten zu erledigen oder einer Berufstätigkeit nachzugehen.

Am späten Nachmittag und am Abend ist dagegen oft eine deutliche Verbesserung des Zustandes zu beobachten. Man spricht bei dieser Symptomatik von einer Störung des chronobiologischen Rhythmus. Es gibt aber auch eine Variante, bei der das Verhältnis umgekehrt ist: Die Symptome verstärken sich dann gegen Abend, so dass das Einschlafen erschwert ist.

Die Erscheinungsformen der Depressionen sind sehr individuell, so dass niemals alle Symptome gleichzeitig auftreten, sondern das Beschwerdebild sehr unterschiedlich ausfallen kann.

Zu den so genannten Kern- oder Grundsymptomen zählen:

- Zukunftsangst bzw. eine diesbezügliche Sorge
- Überbewertung nicht schwerwiegender körperlicher Erkrankungen (Hypochondrie)
- Dominanz negativer Gefühle wie Hoffnungslosigkeit und Hilflosigkeit
- sozialer Rückzug, Selbstisolation, Selbstentwertung und übermächtige Schuldgefühle
- Müdigkeit und Erschöpfung
- Beeinträchtigung der Konzentrations- und Entscheidungsfähigkeit
- verlangsamtes Denken, die so genannte Denkhemmung
- Grübelzwang und sinnloses Gedankenkreisen
- Störung des Zeitempfindens

Im schlimmsten Fall kann eine Depression mit einer latenten, schlummernden oder gar akuten Suizidgefährdung einhergehen. Diese Gefahr besteht besonders in den Fällen, bei denen bereits ein intensiver sozialer Rückzug stattgefunden hat.

Das Pflegen sozialer Kontakte wird für depressive Menschen zu einer großen Herausforderung, die für viele von ihnen unüberwindbar wird. In der Folge zieht sich der Betroffene immer weiter zurück und vereinsamt.

Wie fühlt sich ein depressiver Mensch?

Sie sind schon seit Jahren oder vielen Monaten schulmedizinisch durchgecheckt und als kerngesund befunden worden, wenn da nur nicht diese Depressionen wären? Alle Werte sind im Normbereich, vielleicht ein bisschen Blutarmut, etwas zu wenig Ferritin, und die B-Vitamine sind auch am untersten Level, aber ansonsten alles paletti und ‚nur psychisch bedingt'. Reduzieren Sie Ihren Stress, fahren Sie mal in Urlaub, laden Sie Ihre stressige Schwiegermutter am Wochenende wieder aus und machen Sie doch einfach mehr Dinge, die Ihnen selbst Spaß bereiten.

Kennen Sie das alles?

Irgendwann kommt dann tatsächlich auch mal ein Punkt, an dem man sich selbst für einen Hypochonder hält, weil man aus lauter Verzweiflung nicht mehr weiß, welchen Arzt man noch konsultieren soll, weil auch der 57. Arzt nicht herausfindet, was wirklich mit einem los ist.

Kaum jemand kann sich wirklich vorstellen, was ein depressiver Mensch durchmacht und wie es ihm tatsächlich geht. Wirklich vorstellen kann sich diese Seelenqualen eigentlich nur derjenige, der Depressionen selbst erlebt hat. So kennen nur Schicksalsgefährten das wirkliche Ausmaß dieser gefährlichen Erkrankung.

Denn Depressionen sind viel mehr als Stimmungsschwankungen und Traurigkeit. Sie sind auch mehr als die Unfähigkeit, Freude und Gefühle zu empfinden. Und es geht nicht hauptsächlich um die Sinnfrage des eigenen Lebens. Es geht um einen unerklärlichen und durchaus lebensbedrohlichen Gemütszustand, von dem man zuvor in seinem Leben nur mal beiläufig etwas gehört, aber nie erlebt hatte.

Als ich meine Depressionen endlich ins Nirwana verbannt hatte, wurde ich immer wieder von Außenstehenden mit zahllosen Fragen gelöchert. Dabei kam mir einerseits sehr viel Respekt entgegen, nachdem sie mein Buch ‚Amalgam frisst meine Seele' gelesen hatten und ihnen damit zumindest annähend bewusst wurde, wie lebensbedrohlich erkrankt ich gewesen war. Und ich wurde immer wieder gefragt, wie ich es geschafft hätte, diese unglaubliche ‚Horrorgeschichte' zu überleben.

Und viele Mitfühlende waren daran interessiert, wie man sich Depressionen denn eigentlich vorstellen müsse. Doch wer Depressionen hat oder hatte, weiß, dass sich so ein Zustand kaum in Worte fassen lässt. Und auch die sorgfältigst gewählte Wortwahl und Begrifflichkeit kann nur annähernd wiedergeben, wie sich Depressionen tatsächlich anfühlen.

Das Schlimmste an den Depressionen war für mich jedenfalls dieses ‚Eingesperrtsein im eigenen Körper', das ‚Sich-innerlich-tot-fühlen'. Auch der Begriff ‚lebendig begraben sein' trifft das Ausmaß von Depressionen sehr deutlich. Besonders wenn man bis zum Ausbruch der Erkrankung ein lebensfroher und aktiver Mensch war und plötzlich quasi in den eigenen Körper eingesperrt wird, hält man diesen Zustand für fast unerträglich.

Eigentlich möchte man trotz der Depressionen am normalen Leben teilnehmen, aber es geht nicht. Denn der Körper spielt nicht mit. Man spürt, dass man nicht mehr der Mensch ist, der man bisher war. Alltägliche Dinge kommen einem zu banal vor, nichts interessiert mehr außer die Fragen: Was ist mit mir los und wie werde ich diesen unerträglichen Zustand wieder los?

An Depressionen zu erkranken, ist meistens ein längerer Prozess. Das bedeutet, dass man mitunter erst nach vielen Monaten oder einigen Jahren erfährt, dass man Depressionen hat. Dabei versteht man selbst nicht, warum es einem so schlecht geht, kann kaum in Worte fassen, wie man sich fühlt. Zwar spürt man, dass der Boden unter den Füßen weggezogen wurde und man sich wie in einem freien Fall befindet. Aber man versteht selbst nicht, warum man sich über nichts mehr freuen kann, das Lachen verlernt hat, Gespräche so anstrengend sind, Telefonate kaum noch möglich sind und der Alltag zu einer unüberwindbaren Herausforderung geworden ist. Ganz alltägliche und so selbstverständliche Dinge sind plötzlich nicht mehr möglich, das Leben ist aus den Fugen geraten, nichts ist mehr so, wie es vor wenigen Monaten noch war. Das Unkraut wuchert im Vorgarten, die Spülmaschine quillt über, der Kleiderschrank ist leer, weil sämtliche tragbare Kleidung im Wäschekorb liegt.

Während dieses Prozesses muss man selbst erst mal für sich begreifen, dass man tatsächlich erkrankt ist und dieser Zustand nichts mit schlechter Laune, Unwillen und Überforderung zu tun hat.

Wenn der eigene Therapeut nicht die Diagnose stellt, dass man an Depressionen erkrankt ist, so fällt es einem dann wahrscheinlich irgendwann selbst auf. Dies geschieht nicht über Nacht, sondern bedeutet eine intensive Auseinandersetzung mit sich selbst. Und da bietet heutzutage das Internet eine ideale Möglichkeit, sich selbst auf die Spur zu kommen und Gewissheit zu gewinnen, dass man tatsächlich an Depressionen erkrankt ist.

Doch nach der ersten Erkenntnis geht man mit seinem neuen Wissen nicht hausieren, sondern behält dieses für sich beziehungsweise nur in seinem engsten Umfeld.

Denn da man als Betroffener weiß, dass Depressionen in der ‚Außenwelt' tabuisiert werden, hält man sich mit entsprechenden Äußerungen zurück.

Man versucht mit allen Mitteln, diese Erkrankung für sich zu behalten, zumindest jedoch innerhalb der engsten Familie. Man möchte ja schließlich nicht als Schwächling gesehen werden, als labiler Mensch, der psychisch aus der Welt geworfen wurde. So will man mit allen Mitteln seine Welt aufrechterhalten, zumindest nach außen. Und wenn es dann noch um den Arbeitsplatz geht, versucht man erst recht, eine Fassade aufrechtzuerhalten und lebt häufig in Tarnung vor der Außenwelt. Eine Kraftanstrengung sondergleichen, denn man ist einerseits durch die Erkrankung ohnehin schon so geschwächt und benötigt darüber hinaus noch zusätzliche Kraftanstrengungen, um sich bloß nichts von der Erkrankung anmerken oder gar ansehen zu lassen.

Diese Situation erfordert eine extreme Willensstärke und ein unvorstellbares Durchhaltevermögen. So sind depressive Menschen nämlich meistens genau das Gegenteil von dem, was man ihnen aus Unwissenheit heraus so andichtet. Wer es schafft, Depressionen zu überleben, der darf durchaus als ein überdurchschnittlich starker Mensch bezeichnet werden. Die immer wiederkehrenden Überlebenskämpfe sind die größten Herausforderungen, mit denen man als Mensch konfrontiert werden kann.

Depressionen sind jedoch nicht täglich da. Und morgens kommen sie heftiger als gegen Abend. Und auch diese Phänomene machen die Depressionen für uninformierte Menschen so mysteriös. So dauern die Depressionen beispielsweise drei ganze Tagen und am nächsten Morgen sind sie wie weggeblasen. Man wacht auf, fühlt sich, als hätte man soeben eine schwere Grippe hinter sich gebracht, aber man fühlt gleichzeitig eine unbeschreibliche Glückseligkeit, abermals dem Depressionskäfig entkommen zu sein.

Endlich spürt man wieder, wie sich ‚Leben' anfühlt, man wird wieder ‚man selbst'. Wenn man nun morgens in den Spiegel sieht, erkennt man die Person wieder, die einem dort entgegenblickt. Die Maskerade im Gesicht ist verschwunden, man beginnt vorsichtig zu grinsen, auch wenn einem zum wirklichen Lachen noch nicht zumute ist.

Diese Augenblicke will man nun mit aller Kraft festhalten. So langsam krabbelt die altbekannte Energie wieder in den Gliedern hoch und mit ihr die Hoffnung, dass so ein Depri-Höllentrip nie wieder auftreten wird. Man möchte nun alles nachholen, was man während der Depressionstage nicht geschafft hatte. Endlich den Haushalt wieder auf Vordermann bringen, sich mal einen Einkaufsbummel gönnen, sich zum Kaffee mit Freunden verabreden und tatsächlich mal wieder eine Einladung zu einer Party annehmen. Also einfach wieder am ganz normalen Leben teilnehmen.

Doch diese glücklichen Tage sind dann schneller vorbei als man gehofft hatte. Ganz plötzlich ist sie wieder da, diese Deprihölle. Ohne Vorankündigung, ohne Vorahnung, sondern ganz einfach so. Es fühlt sich an, als ob jemand einen Hebel umgelegt hätte. Als ob ein Schalter im Gehirn die Depressionen an- und ausknipsen würde. Aber warum?

Man fragt sich mittlerweile immer öfter, was da eigentlich mit einem passiert. Wieso funktioniert der Körper nicht mehr so wie früher? Was passiert da eigentlich? Was reißt einem da den Boden so völlig unter den Füßen weg?

Also geht man wieder zum Hausarzt, dem man sich nun immer mehr anvertraut, weil man selbst merkt, wie bedrohlich die Situation langsam wird. Für den Hausarzt ist nach dem zehnten Besuch endlich klar, dass hier eine mindestens mittelschwere Depression vorliegt. Für ihn steht fest, dass man ohne Psychotherapie und Antidepressiva nicht mehr zu dem Menschen werden kann, der man vor der Erkrankung war. Man selbst sieht sich jedoch ganz anders – so war es jedenfalls bei mir!

Ich musste mich mit Händen und Füßen gegen diese Einschätzung meines Hausarztes wehren, den ich mittlerweile seit 5 Jahren konsultiert hatte. Denn ich hatte für mich das Gefühl, dass nicht die Psyche die Ursache meiner Erkrankung war, sondern vielmehr die Biochemie meines Körpers, die einfach aus den Fugen geraten war. So war jedenfalls meine damalige Vorstellung, die ich mir als völlig uninformierter Patient so machte. Wie sich aber im Nachhinein herausstellte, sollte ich tatsächlich recht behalten. Lesen Sie hierzu das Kapitel ‚So wurde ich meine Depressionen innerhalb von nur 3 Monaten los'.

Aber unabhängig davon, welche Ursache letztendlich für das Entstehen der Depressionen verantwortlich ist: Wer Depressionen hat, fühlt sich ausgegrenzt vom Rest der Welt, nicht dazugehörend, ausgeschieden aus der Gesellschaft, ohne dass es jemand merkt. Man fühlt sich im Stich gelassen, von seinen Freunden, seinem Arbeitgeber und dem immer wieder so gelobten deutschen Gesundheitssystem.
Dabei wundert man sich immer selbst am meisten, wo man eigentlich diesen ganzen Lebensmut hernimmt, um immer wieder aufzustehen aus den Deprilöchern, aus der Hölle auf Erden. Irgendwie funktioniert es, dass man funktioniert und nach außen ein nahezu unauffälliges Leben darstellt. Und das in einer depressiven Welt, die so grau und leer ist, gänzlich ohne Licht und Freude.

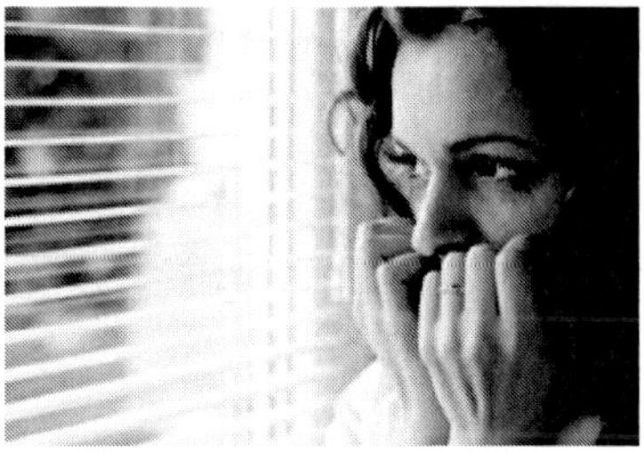

Diagnose

Schon Hippokrates wusste seinerzeit, worauf es in der ärztlichen Praxis ankommt: ‚Vor die Therapie haben die Götter die Diagnose gestellt.'

Depressionen sind keine seltene Erkrankung, so dass Hausärzte eigentlich häufig mit diesem Krankheitsbild konfrontiert werden.

Leider ist es in der Praxis jedoch nicht immer der Fall, dass hier tatsächlich die Depressions-Diagnose gestellt wird. So gelten Depressionen noch immer als unterdiagnostiziert, was eine entsprechend unzureichende therapeutische Versorgung nach sich zieht. Einer der Hauptgründe dafür, dass etwa nur die Hälfte aller Depressionen tatsächlich diagnostiziert wird, liegt darin begründet, dass die Patienten vordergründig über körperliche Beschwerden klagen und bei Ihrem Arzt nicht über ihre depressive Stimmungslage sprechen.

Häufig wird eine Depression auch von anderen Beschwerden überlagert, so dass nur die vordergründige Erkrankung diagnostiziert wird.

Es kommt aber auch vor, dass sich Depressionen überwiegend durch körperliche Symptome wie z. B. Schmerzen bemerkbar machen. In diesem Fall spricht man von einer ‚larvierten Depression', weil sich die Depression wie eine Larve hinter den körperlichen Beschwerden versteckt.

Zur umfangreichen Diagnostik gehört also unbedingt eine gründliche körperliche Untersuchung um sicherzustellen, dass nicht eine andere Krankheit vorliegt.

Folgen von Depressionen

Wer von Depressionen betroffen ist, läuft Gefahr, Folgeerkrankungen unterschiedlichster Ausprägung zu entwickeln. Bei manchen Erkrankungen stellt sich allerdings die Frage ‚Was war zuerst?'. Denn bei einigen depressiven Personen resultieren die Depressionen aus einer Vorerkrankung.

Wenn dann Depressionen in Kombination mit anderen Erkrankungen entstehen, kann es zu sehr ernsten Vorfällen kommen. So können Herzpatienten, die gleichzeitig unter Depressionen leiden, ein bis zu 50 Prozent erhöhtes Infarktrisiko erfahren. Patienten, die hieraus resultierend einen Herz- oder Schlaganfall erleiden, haben ein deutlich höheres Sterblichkeitsrisiko als Personen ohne Depressionen. Man geht davon aus, dass sich diese Risiken durch mehr Bewegung und Sport reduzieren könnten. Quelle: ddp/mid/kat

Übergewichtige Menschen sind nicht nur durch ihre Figurprobleme gestraft, sondern sie leiden außerdem besonders oft unter Depressionen. Wie bereits erwähnt, resultieren manche Depressionen aus einer Vorerkrankung heraus.

Bei Überwichtigen geht man davon aus, dass zuerst das Übergewicht kam und sich anschließend die Depressionen hinzugesellten. Dennoch: Dies gilt nicht für alle übergewichtigen Personen.

Dass Depressionen in Kombination mit Übergewicht häufiger auftreten als bei Personen mit Normalgewicht, zeigte sich in einer Studie des

Center for Health Studies in Seattle. Hier wurden über 4.000 Frauen zwischen 40 und 65 Jahren untersucht. Studienteilnehmerinnen mit einem Bodymaßindex unter 25 waren nur zu 6,5 Prozent von einer Depression betroffen. Bei einem BMI (Bodymaßindex) von über 35 wurde jedoch bei 26 Prozent der Teilnehmer eine mittlere oder schwere Depression diagnostiziert.

Allerdings kann Übergewicht auch aus den Depressionen heraus entstehen. Denn häufig führen Antidepressiva zu einem vermehrten Hungergefühl, so dass manche Patienten deutlich an Gewicht zunehmen, ohne dass sie tatsächlich ihre Nahrungsmenge steigern.

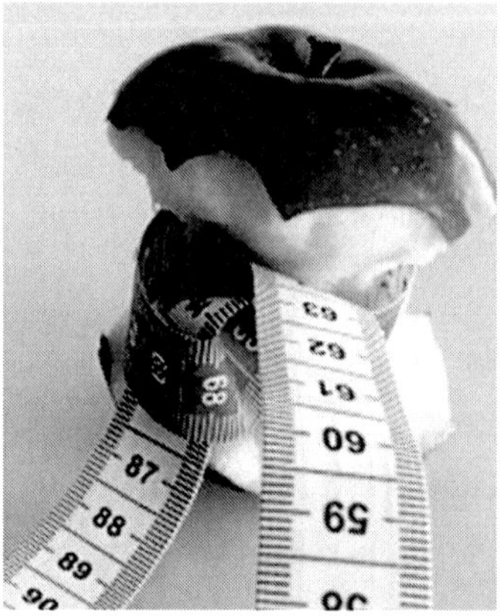

Alkoholabhängigkeit

Wer unter Depressionen leidet, trägt ein zwei- bis dreifaches Risiko, alkoholabhängig zu werden. So gehen Experten davon aus, dass besonders depressive Frauen ein Alkoholproblem haben.

Bei Alkoholikern ist es oft schwierig festzustellen, was zuerst auftrat: die Depression oder die Alkoholabhängigkeit. Jedenfalls leiden bis zu 60 Prozent der Alkoholiker unter Depressionen. Die Suizidgefährdung in dieser Personengruppe ist besonders stark ausgeprägt.

Isolation von der Außenwelt

Je länger eine Depression anhält, umso mehr läuft man Gefahr, sich sozial zurückzuziehen und am Ende sehr isoliert zu sein, was meistens zwangsläufig zu einer Verstärkung der Depressionen führen kann.

Die Depression führt oft dazu, dass die Betroffenen aus lauter Erschöpfung und Kraftlosigkeit heraus kaum noch soziale Kontakte pflegen können. Spätestens wenn man aufgrund der Depressionen auch noch den Arbeitsplatz verloren hat, ist die Gefahr der Vereinsamung riesig groß.

Sind es anfangs nur vereinzelte Absagen von Einladungen und Verabredungen, so häufen sich diese mit dem Fortschreiten der Erkrankung. Auch Menschen, die vor der Erkrankung sehr aktiv waren, auf jede Party gingen und die ein intensives Vereinsleben betrieben, sind von diesem sozialen Rückzug betroffen. Der soziale Rückzug hat rein gar nichts damit zu tun, ob man bereits vor der Erkrankung zurückgezogen gelebt hat oder sehr aktive Kontakte pflegte.

Anfangs sind es nach außen scheinende Ausreden wie ‚Man fühlt sich nicht wohl', ‚Man hat keine Energie und ist erschöpft', mit denen man sich von seinen Verabredungen fernhält. Wird dieses Verhalten anfangs noch toleriert nach dem Motto ‚Das kann ja mal vorkommen', so wird jedes weitere Fernbleiben zunehmend mit Missachtung und Unverständnis abgestraft. Unfairerweise wird dieses Fernbleiben als Desinteresse interpretiert mit der Gefahr, dass die totale soziale Vereinsamung ihren Lauf nimmt.

Wie bereits im Kapitel ‚Behandlungsmöglichkeiten' erklärt, ist Sport eine sinnvolle Maßnahme, die Depressionen positiv zu beeinflussen. Wer es kräftemäßig bewältigen kann, sollte daher eine Mannschaftsportart in Erwägung ziehen wie z. B. Volleyball, Fußball, Tennis oder Wander- und Laufgruppen. Denn so bietet sich zugleich eine gute Möglichkeit, zusätzliche soziale Kontakte aufzubauen.

Selbstmordgefährdet?

Depressionen und eine Suizidgefährdung hängen eng zusammen. Aber nicht jeder depressive Mensch ist potentiell selbstmordgefährdet, denn dies hängt ganz entscheidend vom Schweregrad der Depression ab. Experten vermuten allerdings, dass die meisten der jährlich ca. 120.000

Personen, die einen Selbstmordversuch verüben, an Depressionen erkrankt sind.

Schätzungen gehen davon aus, dass bis zu 15% der an einer Depression erkrankten Personen durch Suizid sterben. Demnach sterben jährlich ca. 10.000 Personen durch Selbstmord, während die Zahl der Verkehrstoten nur etwa die Hälfte beträgt. Dennoch wird kaum darüber gesprochen und steht das Thema von tödlich ausgehenden Verkehrsunfällen weitaus mehr in der Öffentlichkeit als das der Selbstmorde. Und aus klinischer Sicht gilt es als gesichert, das das Suizidrisiko von depressiven Personen weit über dem Durchschnitt der sonstigen Bevölkerung liegt.

So geht das Kompetenznetz ‚Depressionen' davon aus, dass über 50 Prozent aller depressiven Patienten einen Selbstmordversuch begehen.

Depressionsbedingte Suizide sind bei Männern deutlich höher als bei Frauen. Gründe dafür liegen zum einen in der andersartigen Symptomatik, mit der sich eine Depression bei Männern ausdrückt, und zum anderen im männlichen Verhalten: Tendenziell begeben sich Männer widerwilliger und seltener in ärztliche Behandlung und haben größere Probleme, über sich selbst und ihre Befindlichkeit zu sprechen.
Als Betroffener in einer schweren Depression macht man sich irgendwann mit großer Wahrscheinlichkeit tatsächlich Gedanken darüber, dass man dieses Leben nicht mehr ertragen kann. Dabei geht es absolut nicht darum, dass man aus dem Leben aussteigen möchte, weil man einfach lebensmüde ist. Nein, es geht darum, dass man diesen depressiven Zustand nicht mehr aushält. Der Leidensdruck ist dann so

groß geworden, dass man den Selbstmord als das einzige sinnvolle Ziel betrachtet.

Besonders Betroffene, die mitunter schon eine mehrjährige depressive Karriere hinter sich haben, verfügen über immer weniger Kraft, um mit den depressiven Phasen umzugehen. Man empfindet sein Leben als eine unvorstellbare Qual, ein Leben wie in einem schwarzen Käfig, dem man nicht entrinnen kann. Und wenn man dann bereits diverse Therapeuten konsultiert hat, ohne dass sich gesundheitliche Verbesserungen abzeichnen, wird der Freitod immer mehr als der einzig mögliche Ausweg gesehen.

Dabei hat man aber auch oft den ausgeprägten Wunsch, dass sich das Leben von allein beendet. So geht man beispielsweise abends zu Bett mit dem intensiven Wunsch, morgens einfach nicht mehr aufzuwachen.

An besonders aussichtslos erscheinenden Tagen passiert es dann, dass man selbst tatsächlich zu seiner größten Bedrohung werden kann. Man sieht sich in diesen Tagen wie in einem schwarzen Loch und um dieses schwarze Loch herum ist auch noch alles rabenschwarz. Man sieht keine Perspektive mehr, kann diese unerträglichen Depressionen nicht mehr aushalten.

Man kann das vielleicht mit chronischen Schmerzen vergleichen, die einem das Leben zur Hölle machen. So sind die Depressionen die Schmerzen der Seele, die einem sämtlichen Lebensmut genommen haben.

Außenstehende wundern sich nach einem vollzogenen Selbstmord immer wieder darüber, dass man der jeweiligen depressiven Person die Suizidgefährdung nicht angemerkt hatte. Erst im Nachhinein reimen sie sich dann einige Auffälligkeiten zusammen, die ihnen bei mehr Aufmerksamkeit doch die Augen hätten öffnen können.

Gibt es denn nun verlässliche Warnsignale, sind die Suizide langfristig geplant oder sind es auch bei depressiven Menschen letztendlich Kurzschlusshandlungen, um den Weg aus dem langen schwarzen Tunnel zu nehmen?

Die meisten Menschen, die sich mit Selbstmordgedanken beschäftigen, versuchen, ihr Umfeld auf ihre Seelennot aufmerksam zu machen. Doch man muss bedenken, dass sie natürlich Hemmungen haben, so offen über etwas zu sprechen, das ihnen selbst Angst macht und das sie ja eigentlich selber gar nicht machen möchten. Denn im Grund wollen sie weiterleben, sie wissen nur nicht, wie sie diese Seelenqual noch länger aushalten sollen. So gesehen sind sie nicht lebensmüde, weil sie des Lebens müde sind. Sie sind nur den momentanen Zustand überdrüssig, halten ihn psychisch und physisch nicht mehr aus.

Es gibt nicht DAS klassische Warnsignal, bei dem sofort alle Alarmglocken schrillen müssen. Aber es gibt oft sehr viele kleine Hinweise, die besonders bei den Menschen sehr ernst genommen werden sollten, die sich immer mehr von ihrer Außenwelt isolieren, langjährige Kontakte plötzlich nicht mehr pflegen, ohne dass es einen erkennbaren Grund gibt.

Auch ein auffallend zunehmender Konsum von Alkohol, Drogen und Zigaretten sollte als ein Warnsignal gesehen werden.

Eine Sensibilisierung für die große Gefahr der Suizidgefahr bei depressiven Menschen betrifft allerdings nicht nur die Angehörigen, sondern ganz besonders auch den Hausarzt. Denn etwa zwei Drittel der Betroffenen kontaktieren zwar regelmäßig ihren Hausarzt, aber dieser erkennt nur bei ca. 50 Prozent die Depressionen bzw. die Suizidgefahr. Dies wird darauf zurückgeführt, dass die Patienten bei ihrem Besuch oft nur körperliche Beschwerden beklagen. Somit besteht an dieser Stelle ein großer Aufklärungsbedarf.

Manche Betroffene nutzen den Selbstmordversuch als letzten Hilferuf. Sie empfinden ihre Situation als völlig aussichtslos und ohne jegliche Perspektive, aus ihren Depressionen wieder herauszukommen. Sie begehen den Versuch, ihr Leben zu beenden in der Absicht, doch noch rechtzeitig gerettet zu werden. Hiermit wollen sie ihr Umfeld gezielt auf ihre ausweglose Situation aufmerksam machen in der Hoffnung, dass ihnen nach dem vermeintlich gescheiterten Selbstmordversuch endlich geholfen wird.

Damit man am Ende den Kampf gegen diese zermürbende Krankheit nicht verliert, ist es immens wichtig, die tatsächliche Ursache der Depressionen ausfindig zu machen. Aus eigener Erfahrung kann ich sagen, dass mir gerade das mein Leben gerettet hat.

Denn Fakt ist: Eigentlich möchte man ja weiterleben, die Gründe für die Selbstmordgedanken sind nur depressionsbedingt. Sobald die Krankheit erfolgreich behandelt wird, verschwinden diese bedrohlichen Gedanken von ganz allein. Im Nachhinein stellt man seine Suizidgedanken sogar selbst in Frage, man ist aber umso dankbarer, dass man die Krankheit überwunden und überlebt hat.

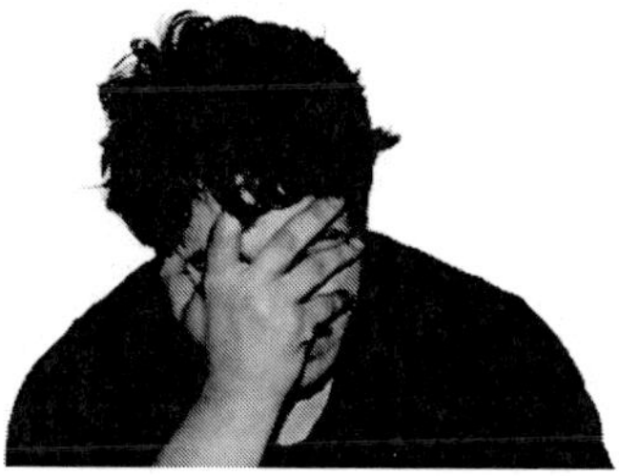

Formen und Ursachen von Depressionen

Depressionen können durch sehr unterschiedliche Faktoren ausgelöst werden. Dabei unterscheidet man hauptsächlich zwischen körperlichen und psychischen Auslösern. Zwar besteht auch eine genetische Veranlagung für die Entstehung von Depressionen, aber sie werden nicht durch einzelne Gene ausgelöst.

Es gibt schließlich eine große Bandbreite an verschiedenen Depressionsformen, von denen einige wiederum gleichzeitig verschiedenen Gruppen zugeordnet werden können.

Bei Depressionen liegt eine Veränderung des Gehirnstoffwechsels vor, dem ein Defekt bei der Weiterleitung von Nervenimpulsen zugrunde liegt und zu den gravierenden Beschwerdebildern und Persönlichkeits-veränderungen führt. Der fehlerhafte Gehirnstoffwechsel hängt mit einem zu niedrigen Spiegel der Neurotransmitter Noradrenalin und Serotonin zusammen. Diese Neurotransmitter sind für die Verständigung der Nervenzellen untereinander erforderlich, so dass die Informationen immer von einer Nervenzelle zur nächsten weitervermittelt werden müssen.

Ist diese Übertragung in unserem Nervensystem jedoch gestört, kann sich dies auf viele Bereiche unseres Lebens auswirken, egal, ob wir Angst oder Ärger haben, uns freuen, Lust auf etwas verspüren oder wandern möchten.

Eine Störung bei der Freisetzung oder Bildung dieser Botenstoffe wird heutzutage in engem Zusammenhang mit dem Auftreten von Depressionen gesehen.

Allerdings ist man sich noch nicht einig, ob dieser Mangel der Depressionsauslöser ist oder als Folge anderer Krankheitsprozesse entsteht.

Einige Fachleute gehen davon aus, dass Depressionen durch eine Kombination mehrerer Faktoren ausgelöst werden.

Die folgende Aufstellung soll Ihnen einen Überblick über die verschiedenen Begrifflichkeiten ermöglichen, mit denen Depressionen bezeichnet werden. Sie erhebt allerdings keinen Anspruch auf Vollständigkeit.

Agitierte Depression

Ist die eigentlich zu den Symptomen der Depression gehörende innere Unruhe extrem gesteigert, spricht man von einer agitierten Depression. Der rastlose Bewegungsdrang des Patienten zielt normalerweise ins Leere und zielgerichtete Tätigkeiten werden unmöglich. Ständiges Umherlaufen und Händeringen sind ebenso Symptome, wie ein gesteigertes Mitteilungsbedürfnis, das sich in ständigem und einförmigem Klagen äußert. Diese Art der Depression trifft vergleichsweise häufiger ältere als jüngere Menschen.

Altersdepression

Neben der Demenz ist die Altersdepression die am häufigsten auftretende psychische Erkrankung bei Senioren. Häufig wird die zunehmende Vereinsamung als Grund gesehen, so dass andere mögliche Ursachen in der Diagnostik fatalerweise oft nicht berücksichtigt werden und somit unentdeckt bleiben. Denn auch im Alter können Depressionen durch vielfältige Auslöser verursacht werden.

Depressionen sind im Alter sehr weit verbreitet und die WHO geht davon aus, dass Senioren etwa doppelt bis fünf Mal so häufig von Depressionen betroffen sind wie Personen in jüngeren Lebensjahren. Sehr häufig sind die Depressionen im höheren Lebensalter mit einem zu hohen Konsum an Alkohol und Medikamenten kombiniert.

Von der Symptomatik her unterscheiden sich Depressionen im Alter nicht von einer Depression in jüngeren Jahren.

Anaklitische Depression

Eine Sonderform der Depression ist die anaklitische Depression (Anaklise = Abhängigkeit von einer anderen Person), die bei Babys und Kindern auftreten kann, wenn sie allein gelassen oder vernachlässigt werden. Sie drückt sich durch Weinen, Jammern, anhaltendes Schreien und Anklammern aus. In den schlimmsten Fällen kann daraus psychischer Hospitalismus resultieren.

Anpassungsstörung mit depressiver Verstimmung

Durch einschneidende Erlebnisse wie ein Umzug, Ortswechsel, Todesfall, Arbeitsplatzverlust oder eine Trennung können so genannte Anpassungsstörungen auftreten, die in Verbindung mit depressiven Verstimmungen auftreten.

Meistens entsteht die depressive Verstimmung einige Wochen nach dem Vorfall und hält unterschiedlich lange an.

Atypische Depression

Als atypische Depression wird eine Variante der Krankheit bezeichnet, die sich dadurch auszeichnet, dass die Stimmungslage des Patienten aufgehellt werden kann. Weiterhin kommt es oft zu vermehrtem Appetit und/oder Gewichtszunahme, Hypersomnie, einer als bleiern empfundenen Schwere des Körpers und einer Überempfindlichkeit subjektiv empfundener persönlicher Zurückweisung. Diese Form der Depression wird als atypisch bezeichnet, um sie gegen die so genannte endogene Depression abzugrenzen.
Tatsächlich werden 15-40 Prozent der in Deutschland diagnostizierten Depressionen diesem Typ zugerechnet. Dieser Typ von Depression ist vergleichsweise häufiger von somatischen Angstsymptomen, somatischen Symptomen, Schuldgedanken, Libidostörungen und Misstrauen begleitet.

Biologische Ansätze (Erblich bedingte Depressionen)

Genetische Erklärungsmodelle beruhen auf Familien-, Zwillings- und Adoptionsstudien. Die Tatsache, dass sowohl in Zwillingsstudien als auch in Adoptionsstudien erhöhte Konkordanzraten mit der Nähe der biologischen Verwandtschaft auftraten, bekräftigt die Hypothese der genetischen Verankerung des Risikos, an Depression zu erkranken. Bisher gibt es allerdings unter den Wissenschaftlern noch keine Einigkeit darüber, wie die mögliche genetische Grundlage depressiver Störungen weitergegeben wird. So sind Fragen zur Ortung der Störung auf einem Genabschnitt oder zur Art und Weise des Erbganges noch offen.

Es hat sich gezeigt, dass Kinder mit einem depressiven Elternteil mit einer Wahrscheinlichkeit von 10–15 Prozent an einer Depression erkranken. Leiden beide Elternteile unter einer Depression, liegt die Wahrscheinlichkeit bei 30–40 Prozent. Allerdings lässt sich durch Zwillingsforschungen belegen, dass die genetische Komponente nur als ein Teilaspekt anzusehen ist. Selbst bei identischer genetischer Ausstattung (wie bei eineiigen Zwillingen) erkrankt der Zwillingspartner des depressiven Patienten in weniger als der Hälfte der Fälle. Damit ist belegt, dass Umweltfaktoren immer an der Entstehung einer Depression beteiligt sind.

Bipolare Störung

Die biopolare Störung wird auch als manisch-depressive Erkrankung bezeichnet und ist gekennzeichnet durch ein phasenweises Auftreten depressiver Stimmungstiefs.

Depressive Episode

Die depressive Episode wurde früher als endogene Depression bezeichnet. Sie wird aufgrund ihrer umfangreichen Symptome als die stärkste Depressionsform gesehen. Neben der inneren Leere, sowie Schlaf- und Freudlosigkeit sind auch das Lernvermögen und der Antrieb stark betroffen. Typisch ist das morgendliche Tief, das sich zum Mittag hin deutlich aufhellt und nachmittags häufig verschwindet.

Die depressiven Phasen können sich mit manischen Phasen abwechseln.

Depressive Reaktion

Die so genannte Depressive Reaktion ist die Depressionsform, die früher als reaktive Depression bezeichnet wurde. Bei dieser Erkrankung wechseln sich manische mit depressiven Phasen ab. Man spricht hier auch von einer bipolaren Störung. Auch der Begriff „affektive Psychose" wird hier verwandt. Mit dem Begriff Zyklothymie wird eine schwache, aber über Jahre andauernde Ausprägung der Krankheit verstanden.

Dysthemie

Diese Depressionsform wurde früher als ‚neurotische Depression' bezeichnet und beginnt oft bei jungen Erwachsenen. Neben der fehlenden Freude an alltäglichen Dingen sind hier der mangelnde Schwung und die übermächtige Müdigkeit die größten Probleme. Dennoch ist die Dysthemie eine mildere Form der Depression, bei der der Alltag noch bewältigt werden kann und nicht alle diagnostischen Kriterien für das Vollbild von Depressionen werden. Die Symptome bestehen meistens über mindestens zwei Jahre.

Endogene Depressionen

Als endogen wird eine Depression verstanden, die aus dem Inneren des Organismus (endogen) heraus entsteht und häufig infolge veränderter Stoffwechselvorgänge im Gehirn auftritt. In der klinischen Praxis werden diese als Form der so genannten affektiven Psychose angesehen. Klare äußere Auslöser und Ursachen können in der Regel nicht festgemacht werden.

Gelegentlich gehen dieser Form der Depression Auslöser voraus wie beispielsweise in Form von Verlust, Unfall oder Mobbing. Begleitend zu den Stimmungstiefs werden verschiedene körperliche Beschwerden beklagt, aber ohne, dass schulmedizinisch gemessene krankhafte Befunde erbracht werden. Trotzdem vermutet man bei endogenen Depressionen organische Ursachen wie Stoffwechselstörungen im Zentralnervensystem, die bisher schulmedizinisch nicht nachweisbar sind.

Fachleute sind der Meinung, dass bei der endogenen Depression erbliche Voraussetzungen gegeben sind oder bereits frühere depressive Zustände existierten.

Ernährungsbedingte Stimmungsschwankungen und Depressionen

Eine gesunde Ernährung hat einen maßgeblichen Einfluss auf die Gesundheit und wirkt sich auch positiv auf die Stimmungslage aus. Das bedeutet, dass eine unzureichende Ernährung auch zu psychischen Auswirkungen führen kann wie unter anderem zu Depressionen, Gereiztheit, Müdigkeit und schlechter Laune.

Ein Mangel an Vitalstoffen wie Vitaminen, Mineralien, Aminosäuren und Spurenelementen spiegelt sich oft auch in der Psyche wider.

Dabei sind auch Personen, die sich vermeintlich ‚gesund ernähren' und täglich reichlich Obst und Gemüse essen, nicht automatisch ausreichend mit Nährstoffen versorgt. Dies hängt einerseits mit dem immer weiter abnehmenden Nährstoffgehalt unserer heutigen Lebensmittel zusammen, andererseits auch mit der individuellen Verwertbarkeit.

Bei vielen Menschen liegt eine gestörte Darmflora (Dysbakterie) X zugrunde, die zu einer Verwertungsstörung der Nährstoffe führen kann. So kann der Körper die wertvollen Vitalstoffe nur unzureichend verarbeiten, was einen Nährstoffwechsel zur Folge hat. Die Gründe für eine gestörte Darmflora sind vielfältig und liegen unter anderem in dem zu großen Verzehr von Zucker und Weißmehlprodukten. Aber auch die Einnahme von Antibiotika und Cortison, sowie Stress und das Einwirken von Umweltgiften können eine gestörte Darmflora begünstigen.

Außerdem führen auch Nahrungsmittel-Intoleranzen wie Fruktose- und Histaminintoleranz zu einer reduzierten Versorgung lebenswichtiger Nährstoffe. Personen mit diesen Intoleranzen können Gemüse und Obst nur in geringen Mengen zu sich nehmen, so dass sie geradezu darauf angewiesen sind, ausgleichende Präparate zu sich zu nehmen.

So entstehen insbesondere oft begleitend zur Fruktoseintoleranz Depressionen auf. Wenn diese Intoleranz extrem ausgeprägt ist, vertragen die Betroffenen nur noch ganz geringe Fruktosemengen, einige von ihnen müssen sogar gänzlich auf Obst und Gemüse verzichten. Dass bei einer Fruktoseintoleranz seelische Störungen auftreten können, wurde auch in Studien belegt.

Hier wurde festgestellt, dass Depressionen aufgrund eines Tryptophanmangels entstehen, was wiederum zu einer Störung des Serotoninhaushaltes führt. Für die Bildung des Glückshormons Serotonin ist die Aminosäure Tryptophan jedoch zwingend erforderlich. Man vermutet, dass die Fruktoseintoleranz mit einer Resorptionsstörung von Tryptophan einhergeht. Somit kommt es aufgrund der gehemmten Tryptophanaufnahme in direkter Folge zu Depressionen.

Da der Körper jedoch spürt, dass er dringend Tryptophan benötigt, entsteht oft Heißhunger auf Süßigkeiten, sowie Obst und Fruchtzucker.

Werden demzufolge süße Speisen verzehrt, kommt es zu einer schnellen Aufnahme von Tryptophan mit einer unmittelbaren Stimmungsaufhellung. Dies hält allerdings nur kurzfristig an und verschlechtert die Lage sehr schnell wieder, weil dem Körper unverträglicher Fruchtzucker zugeführt wurde, der zu einer Symptomverschlimmerung der fruktosebedingten Beschwerden führt.

Hält man hingegen eine konsequent fruktosearme Ernährung ein, so können sich die Depressionen von ganz allein zurückbilden. Sollte sich der Serotoninhaushalt trotzdem nicht ganz regulieren, kann eine Einnahme von Tryptophan sinnvoll sein.

Hormonbedingte Depressionen

Hormone spielen besonders bei Frauen eine so große Rolle, dass diese die Psyche sehr stark beeinträchtigen können. Viele Frauen kennen dies einmal im Monat durch das prämenstruelle Syndrom, was häufig mit Stimmungsschwankungen einher geht. Direkt mit dem Einsatz der Periode verschwindet dieses Stimmungstief dann durch die hormonelle Regulierung immer wieder von ganz allein.

Anders sieht es aus, wenn das Hormonsystem derart aus dem Gleichgewicht gefallen ist, dass es ohne externe Hilfe nicht mehr reguliert werden kann. Dies tritt besonders während der Schwangerschaft, nach einer Geburt oder während der Wechseljahre auf.

Klimakterische Depression

Während der Wechseljahre wird die Hormonproduktion des weiblichen und männlichen Körpers reduziert. Dies führt zu umfangreichen Veränderungen im gesamten Stoffwechsel, die sich nicht nur durch Gewichtszunahme bemerk-bar machen. So kann die Hormonumstellung auch Depressionen und Stimmungsschwankungen mit sich bringen.

Schwangerschaftsdepression

Entsprechend einer englischen Studie sind etwa 10 Prozent aller schwangeren Frauen von Depressionen betroffen. Die Symptome reichen hier von Niedergeschlagenheit, innerer Leere und Verzweiflung bis hin zu Zukunftsängsten. Psychosomatisch ausgerichtete Therapeuten deuten diese Art der Depression während der Schwangerschaft häufig als Angst vor der Mutterrolle.

Postnatale Depression

Die postnatale Depression ist oft das Resultat einer Anpassungsstörung während der Schwangerschaft. Man geht davon aus, dass etwa 10–15 Prozent der Frauen nach der Geburt an einer postnatalen Depression leiden. Die Symptome entsprechen denen einer klassischen Depression wie Schlafstörungen, Antriebsminderung, häufiges Weinen bis hin zu lebensmüden Vorstellungen.

Die postnatale Depression wird auch als Wochenbettdepression bezeichnet.

Kinder und Jugendliche

Obwohl eine Depression am häufigsten im Alter zwischen 25 und 44 auftritt, können auch Kinder und Jugendliche an einer Depression erkranken. Allerdings besteht in dieser Altersklasse eine große Dunkelziffer, weil die Depressionen häufig nicht diagnostiziert werden. Dies wird darauf zurückgeführt, dass die Verhaltensweisen von Kindern und Jugendlichen anders gelagert sind als bei depressiven Erwachsenen.

In Abhängigkeit vom Alter des Kindes bzw. des Heranwachsenden lassen sich verschiedene Phasen unterscheiden. Diese sind abhängig von der jeweiligen Entwicklungsstufe.

Da ein Kleinkind im Alter von ein bis drei Jahren noch keine Möglichkeit hat, sich klar über sein Befinden zu äußern, ist man bei dieser Altersgruppe auf Indizien angewiesen. So können folgende Symptome auf eine Depression verweisen:

- ausdrucksloses Gesicht

- erhöhte Irritabilität

- ein gestörtes Essverhalten

Kinder wirken insgesamt traurig und zurückgezogen und zeigen häufig auch ein selbststimulierendes Verhalten, wie beispielsweise monotones Schaukeln, Wippen oder Wackeln, sowie exzessives Daumenlutschen.

Im Spielverhalten lässt sich mangelnde Kreativität oder eine verminderte Ausdauer beobachten. Mitunter gehen die Spiellust und Fantasie auch ganz verloren. Im Vorschulalter können ein dauerhaft trauriges Gesicht und eine eingeschränkte Mimik Zeichen einer Depression sein. Die Kinder sind leicht irritierbar und ihre Stimmungslage wechselt häufig und unvorhersehbar. Freude kann nur schwer oder gar nicht empfunden werden und diese Kinder sind häufig introvertiert oder aggressiv bei gleichzeitiger Unlust an Bewegung.

Es kann zu starkem Gewichtsverlust, aber auch zu starker Gewichtszunahme kommen. Auch zeigt sich oft ein gestörtes Schlafverhalten mit Problemen beim Ein- oder Durchschlafen oder auffallenden Alpträumen.

Da sich diese Kinder bereits verbal über ihr Gefühl äußern können, bietet sich ein Gespräch mit ihnen an. Auch auf die Entwicklung von Schulleistungsstörungen sollte geachtet werden.

In der Pubertät gerät vieles im Körper der Jugendlichen durcheinander. Gerade in dieser Phase des Lebens zeigen die Jugendlichen oft ein vermindertes Selbstvertrauen. Sie sind apathisch und leiden unter Ängsten und Konzentrationsschwäche. Häufig zeigen sie zudem Leistungsstörungen und tageszeitabhängige Schwankungen des Befindens. Auch psycho-somatische Störungen sollten nicht unbeachtet bleiben. Bei Jugendlichen lassen sich zwar einige der Kriterien einer depressiven Phase nachweisen, die für Erwachsene typisch sind, aber es gibt auch einige Unterschiede.

So ziehen sie sich nicht unbedingt zurück, sondern reagieren eher mit krankhafter Unruhe oder Aggressionen. Sie fallen außerdem durch bedenkliches Suchtverhalten auf, hinter dem sie ihre innersten Probleme verstecken.

Vor der Pubertät erkranken mehr Jungen als Mädchen an einer Depression – das Geschlechterverhältnis ist also umgekehrt im Vergleich zu den Erwachsenen.

Krankheitserreger als Ursache

Chronische Infekte stehen immer mehr unter Verdacht, Depressionen auszulösen. Leider wird dieser Aspekt bei der Depressions-Diagnostik noch äußerst selten berücksichtigt. Als Auslöser werden Streptokokken, Borrelien, Chlamydien, Epstein-Barr-Viren und Bornaviren vermutet. Gerade der Epstein-Barr-Virus, der als Auslöser des Pfeifferischen Drüsenfiebers gilt, tritt immer öfter als rezivierender Virus auf und wird in der medizinischen Praxis bisher sehr unterschätzt.

Denn er kann nicht nur zu Depressionen führen, sondern auch eine Herzmuskelentzündung und chronische Müdigkeit auslösen.

Larvierte Depressionen

Depressionen können sich auch überwiegend durch körperliche Symptome wie z. B. Schmerzen bemerkbar machen. In diesem Fall spricht man von einer ‚larvierten Depression', weil sich die Depression wie eine Larve hinter den körperlichen Beschwerden versteckt.

Medikamente als Auslöser

Die Einnahme von Medikamenten oder die Zeit nach deren Absetzen kann von Depressionen begleitet sein. Bei der Diagnose einer substanzauslösenden Störung ist der zeitliche Zusammenhang von entscheidender Bedeutung. Mitunter ist es kompliziert, diese Depressionsform von einer zu unterscheiden, die von einer Medikamenteneinnahme unabhängig ist.

Zu den Präparaten, die am häufigsten Depressionen auslösen können, gehören unter anderem Antibiotika, Lipidsenker, Betablocker, Zytostatika, Interferone und Neuroleptika.

Für die Diagnostik einer medikamenteninduzierten Depression sollte unbedingt Ihr Arzt konsultiert werden.

Neurochemisch bedingte Depressionen

Die Forschung bringt seit Langem verschiedene Neurotransmitter mit affektiven Störungen in Verbindung. Die Noradrenalin-Theorie macht einen niedrigen Noradrenalinspiegel für die Entstehung einer Depression verantwortlich. Nach der Serotonin-Theorie ist ein niedriges Niveau an Serotonin die Ursache. Beiden Theorien liegen Kenntnisse über die Wirkungsweise von Medikamenten zugrunde. Es gibt jedoch auch neuere Forschungsbefunde, nach denen die Antidepressiva Mianserin und Zimeldin sehr erfolgreich wirken, ohne jedoch den Noradrenalin- oder Serotonin-Spiegel zu erhöhen.

Andererseits sind diesbezügliche Forschungsergebnisse zur Rezeptorenveränderlichkeit durch diese Medikamente selbst noch widersprüchlich, so dass eine genaue Ursachenklärung der Depression auf diesem Wege derzeit nicht möglich ist. In diesem Zusammenhang ist es interessant, dass einige Vertreter neurochemischer Ansätze auf die Bedeutung nicht-neuronaler Faktoren bei allen psychiatrischen und psychologischen Störungen hinweisen.

Organische und krankheitsbedingte Depressionen

Der Begriff ‚Organische Depression' bezeichnet depressive Symptome, die durch körperliche Erkrankungen hervorgerufen werden.

Hierzu zählen z. B. Schilddrüsenfunktionsstörungen, Hypophysen- oder Nebennierenerkrankungen und das Frontalhirnsyndrom. Depressionen als Folge hormoneller Umstellungen zählen nicht zum Typ der organischen Depression. So können Depressionen auch durch körperliche Erkrankungen ausgelöst werden wie beispielsweise eine Schilddrüsenerkrankung, schwerwiegende Virusinfektionen, das Chronische Müdigkeitssyndrom, Lebererkrankungen, chronische Erkrankungen und dauerhafte Schmerzen.

Aber auch schwere Erkrankungen wie z. B. Krebs, Multiple Sklerose oder unfallbedingte körperliche Einschränkungen können Depressionen als Folge mit sich bringen.

Außerdem können auch Krankheiten, die das Aussehen betreffen, zu Depressionen führen. Dies sind neben körperlichen Behinderungen auch sichtbare Hauterkrankungen wie schwere Akne, Neurodermitis und Schuppenflechte.

Werden die Depressionen durch diese körperlichen Faktoren ausgelöst, gilt es, diese Funktionsstörungen zu beseitigen. Meistens verschwinden die Depressionen dann ohne eine antidepressive Behandlung. Dies zeigt, wie wichtig es ist, auch die möglichen körperlichen Auslösefaktoren bei der Depressionsdiagnostik einfließen zu lassen.

Leber

Sehr häufig entstehen Depressionen aufgrund einer funktionseingeschränkten Leber. Diese Depressionsart wird auch als leberbedingte Depression bezeichnet. Allerdings wird sie leider in der Praxis viel zu wenig berücksichtigt bzw. nicht untersucht.

Da die Leber eine so große Rolle beim Entstehen von Depressionen spielen kann, wird ihr ein separates ausführliches Kapitel gewidmet.

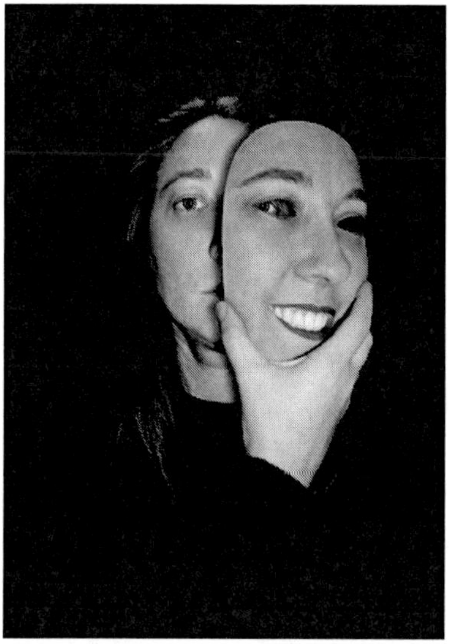

Psychisch bedingte Depressionen

Bei psychisch bedingten Depressionen sind es häufig belastende Situationen, die den Ausbruch der Erkrankung veranlassen. Hier kann unter anderem der Verlust eines geliebten Menschen, des Arbeitsplatzes oder ein Ortwechsel zum Ausbruch der Erkrankung führen.

Auch belastende Situationen, die über einen längeren Zeitraum andauern wie z. B. die Pflege eines Angehörigen, Mobbing am Arbeitsplatz oder eine schwere Erkrankung können zu einer Depression führen.
Zu den psychisch bedingten Depressionen gehören auch die durch Traumata entstehenden Depressionen.

Physiologische Ursachen

Ein Mangel an Tageslicht kann zu einem biogenen Auslöser einer Depression führen. Hierbei ist die depressive Störung saisonal bedingt und klingt bei einem regelmäßig erhöhten Sonnenlichtfaktor wieder ab.

Reaktive Depression

Die so genannte reaktive Depression wird normalerweise mit einem aktuellen und belastenden Ereignis in Verbindung gebracht. Häufig sind dies Todesfälle, finanzielle Probleme, Trennungen. Die Reaktion ist zwar mit der einer Trauer vergleichbar, aber bei der reaktiven Depression gilt die Trauerreaktion als krankhaft entgleist.

Saisonabhängige Depressionen (SAD)

Saisonabhängige Depressionen treten besonders im Spätherbst und Winter auf und werden auch oft als Winterdepression bezeichnet. Diese kann man daran erkennen, wenn es eine regelmäßige Beziehung zwischen einer Episode und der winterlichen Jahreszeit gibt.

Für die saisonabhängige Depression scheint ein Mangel an Sonnenlicht ursächlich zu sein.

Somatische Depressionen

Mit körperlichen Beschwerden geht die somatisierte Depression einher. Typisch sind Rückenschmerzen, Kopfschmerzen und Beklemmungen in der Brustregion, allerdings sind auch andere körperliche Symptome möglich. Diese werden als „Präsentiersymptome" einer Depression bezeichnet.

Sissi-Syndrom

Das Sissi-Syndrom wird nach der österreichischen Kaiserin ‚Sissi' bezeichnet, denn sie litt fast zeitlebens unter dieser Form der depressiven Erkrankung.

Beim Sissi-Syndrom handelt es sich um eine besondere Depressionsform, die bisher noch relativ wenig beachtet wird. Und dass, obwohl Experten davon ausgehen, dass etwa ein Drittel aller depressiven Personen von dieser Depressionsart betroffen sind.

Das Sissi-Syndrom unterscheidet sich ganz deutlich von den anderen Varianten, indem diese Betroffenen überaktiv sind, voller Tatendrang und Energie und dabei erfolgreich und attraktiv. Und trotz dieses nach Außen scheinenden perfekten Bildes sind diese Menschen unglücklich. Sie überdecken mit überdrehter Aktivität ihre innere Leere. Sei es mit exotischen Freizeitbeschäftigungen, mit exzessivem Sport und arbeitssüchtigem Berufsleben.

Durch diesen Aktionsdrang wird man zum Gefangenen seiner eigenen überdrehten Ansprüche mit gleichzeitigen ständigen Enttäuschungen. Personen mit Sissi-Syndrom nehmen ihre Probleme am liebsten selbst in die Hand und versuchen oft jahrelang, ihre Schwierigkeiten mit grenzenloser Aktivität und eiserner Disziplin eigenhändig in den Griff zu bekommen. Ein Teufelskreis entsteht, indem sie ihren Selbstzweifeln und Ängsten ständig davon laufen.

Dabei kostet es sie eine große Überwindung zuzugeben, wenn sie mal nicht mehr weiter wissen.

Beim Sissi-Syndrom liegt eine Störung des Serotoninstoffwechsels im Gehirn vor, die meistens medikamentös reguliert werden kann.

Suchtbedingte Depressionen

Alkohol-, Medikamenten- oder Tabakmissbrauch wird sehr häufig von Depressionen begleitet. Dabei kommt es vor, dass zuerst die Abhängigkeit bestand und sich die Depression anschließend hinzugesellte. Aber auch umgekehrt geschieht es häufig. So sind depressive Menschen sehr gefährdet, von Alkohol und Medikamenten abhängig zu werden. Denn in ihrer Verzweiflung verlieren sie die Kontrolle über ihren Konsum und wollen sich mit Hilfe der Suchtmittel von ihren Depressionen befreien bzw. sie ‚übertünchen'.

Dies ist eine sehr gefährliche Situation. Nicht nur, dass man dann zusätzlich zur Depression auch noch eine Abhängigkeitserkrankung entwickelt, sondern auch die Suizidgefahr kann in diesen Momenten bedrohliche Ausmaße annehmen.

Traumata

Depressionen können auch durch traumatische Erlebnisse ausgelöst werden. Besonders Menschen, die von einer posttraumatischen Belastungsstörung betroffen sind, haben ein großes Risiko, an Depressionen zu erkranken.

Traumatische Erlebnisse werden vom Gehirn abgespeichert und sind in vergleichbaren Situationen wieder abrufbar, so dass dies ein Auslöser für Depressionen werden kann.

Die Traumata können beispielsweise entstehen durch den Verlust von vertrauten Menschen durch Tod oder Scheidung, Konflikte in der Familie, Krankheit, finanzielle Not sowie durch psychischen Druck und Mobbing.

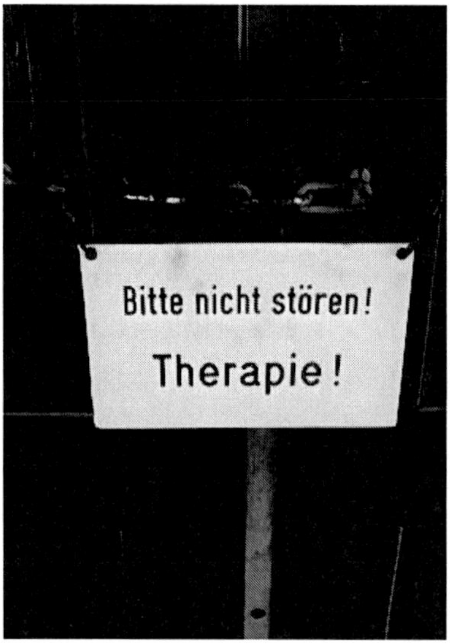

Behandlungsmöglichkeiten bei Depressionen

Depressive Patienten sind ernsthaft krank und sie können diese Erkrankung nur selten aus eigener Kraft überwinden. Wird keine Therapie durchgeführt, nimmt die Hoffnungslosigkeit und soziale Isolation dramatisch zu und gleichzeitig die Suizidgefährdung.

Mit professioneller Hilfe lassen sich Depressionen meistens erfolgreich behandeln. Dabei orientiert sich die Therapie immer an dem Schweregrad der Erkrankung und muss ganz individuell auf den Patienten abgestimmt werden.

Um die Depressionen erfolgreich zu behandeln, ist es aber ganz wichtig, die tatsächliche Ursache und jeweilige Depressionsform herauszufinden. Denn nur die hierauf individuell abgestimmten Therapiekonzepte sind schließlich erfolgversprechend. So kann eine psychotherapeutische Behandlung auch nur dann erfolgreich sein, wenn der Depression eine psychisch bedingte Ursache zugrunde liegt und keine körperliche.

Und sollten die Depressionen tatsächlich psychisch bedingt sein, wird kaum ein Weg an einer entsprechenden Therapie vorbeiführen, und je nach Form und Ursache der Depression kann dann das ärztliche Gespräch die Basistherapie bilden. Häufig erfolgt jedoch eine Kombination aus psychotherapeutischer Behandlung und Psychopharmaka.

Bei der Festlegung des Behandlungsplans gilt es auch zu klären, ob eine ambulante Therapie ausreicht oder eine stationäre Behandlung angezeigt ist.

Meistens basiert die Depressionsbehandlung auf mehreren Säulen. Einerseits kommen biologische bzw. physikalische Therapieverfahren zum Einsatz wie z. B. Medikamente, Lichttherapie oder Schlafentzug. Andererseits wird mit psychologischen Verfahren therapiert, zu denen die Verhaltenstherapie und tiefenpsychologische Therapie gehören.

Häufig wird eine Kombination aus Arzneimitteltherapie in Form von Antidepressiva und Psychotherapie eingesetzt. So wird in der Schulmedizin neben den klassischen Trizyklika als so genannte Serotonin und/oder Noradrenalin-Wiederaufnahmehemmer (SSRI und SNRI) eine kognitive Verhaltenstherapie durchgeführt.

Mit den Antidepressiva soll der Patient ansprechbarer und offener gemacht werden, um die Verhaltenstherapie einsetzen zu können.

Bei leichten bis mittelschweren Depressionen können oft verblüffende Erfolge mit Mitteln aus der Naturheilkunde erreicht werden. Schwere Depressionen sind jedoch meistens nur mit Hilfe von Antidepressiva therapierbar.

Ausnahme bildet hier die umweltmedizinisch bedingte Depression, die zwar auch einen schweren Verlauf nehmen kann, aber bei der es tatsächlich möglich ist, ohne Antidepressiva und Psychotherapie aus der Seelenhölle herauszukommen. Lesen Sie hierzu unbedingt das Kapitel ‚Depressionen unter umweltmedizinischen Gesichtspunkten'.

Aromatherapie

Aromen, die uns angenehm erscheinen, können sich sehr positiv auf unser Wohlbefinden auswirken. So können angenehm riechende Düfte begleitend zur Behandlung von Depressionen eingesetzt werden.

Wählen Sie Ihren Duft je nach Stimmungslage aus. So ist es hilfreich, eine kleine Auswahl griffbereit zu Hause vorrätig zu haben wie z. B. Südfrüchte oder Lavendel, Orchidee, Vanille oder Rosenholz. Als besonders anregend und stimmungsaufhellend gelten Orange, Zitrone und Bergamotte. Beruhigend und entspannend wirken Rose und Lavendel.

Geben Sie Ihren Lieblingsduft in eine Duftlampe oder als Badezusatz in Ihr Entspannungsbad. Wenn Sie die Düfte abends anwenden möchten, achten Sie darauf, dass sie nicht die anregenden Varianten wählen, da Sie sonst möglicherweise Einschlafprobleme bekommen können.

Sie können die Aromaöle auch als Massageöle anwenden. Dabei wird das ätherische Öl im Verhältnis 1 Tropfen pro 2 ml Basisöl vermischt.

Achten Sie beim Kauf Ihrer Duftöle auf gute Qualität, sparen Sie nicht am Preis und verzichten Sie möglichst auf chemische Wohndüfte.

Wenn Sie kein Duftöl zur Hand haben, hellen Sie Ihre Stimmung einfach mit Ihrem Lieblingsparfüm auf oder schneiden Sie Ihre duftende Lieblingsrose aus dem Garten ab und stellen Sie sie in eine Vase in Ihrem Wohnzimmer.

Bachblüten

Bachblüten sind bei naturheilkundlich ausgerichteten Therapeuten ein beliebtes Mittel, wenn es um psychosomatische Beschwerden und seelische Konflikte geht. So können sie auch bei Depressionen als sanfte Unterstützung eingesetzt werden.
Es gibt insgesamt 38 verschiedene Bachblüten, die jeweils individuell auf die jeweiligen Patientenbedürfnisse abgestimmt werden sollten.

Folgende Bachblüten werden in der Naturheilkunde unterstützend zur Behandlung von Depressionen eingesetzt:

Gentian (bei Depressionen, die als Folge eines belastenden Ereignisses auftreten)

Gorse (bei pessimistischer Lebenseinstellung und Hoffnungslosigkeit)

Mustard (bei depressiven Verstimmungen, für die keine äußere Ursache erkennbar ist)

Olive (wenn Körper und Seele erschöpft sind, schenkt Olive neue Energie und Kraft)

Star of Bethlehem (wird bei seelischer Not und traumatischen Erlebnissen eingesetzt)

Sweet Chestnut (bei großer Verzweiflung und extremer Seelenqual)

Elektrokrampftherapie (EKT)

Diese Behandlungsmethode ist zwar schon seit 1938 bekannt, aber wird immer noch sehr kontrovers diskutiert.

Sie wird unter Vollnarkose durchgeführt und besteht in der Auslösung eines Krampfanfalles und einer vorübergehenden Bewusstlosigkeit durch einen durch das Gehirn der Patienten geleiteten Strom. Die Elektrokrampftherapie führt zu einer Veränderung des Hirnstoffwechsels, so dass sich auch die Botenstoffe im Gehirn verändern, die in Verbindung mit einer Depression stehen.

Zur Reduzierung unerwünschter Nebenwirkungen wie beispielsweise Muskelzerrungen oder Knochenbrüchen liegen die Elektroden (heute) nur an einer Seite des Kopfes und es werden Anästhetika und Muskelrelaxantien verabreicht. Die Art und Weise der Wirkung ist noch immer unbekannt, doch »der Erfolg kann bei schweren Depressionen erzielt werden« (zit. nach Davison und Neal, 1991, S. 277).

Die Elektrokrampftherapie wird heute nur noch bei schweren Depressionen eingesetzt und insbesondere dann, wenn der Einsatz von Antidepressiva erfolglos bleibt. Die Durchführung ist nur in spezialisierten medizinischen Einrichtungen möglich.

Ernährung

Die Ernährung spielt für unsere Gesundheit eine so große Rolle, dass man sie sogar gezielt zur Unterstützung von verschiedenen Krankheitsbildern einsetzen kann. Besonders das emotionale Gleichgewicht kann von einer gesunden Ernährungsweise sehr profitieren.

So gibt es zwar einige sehr hilfreiche Nahrungsmittel, die den Depressionsverlauf positiv beeinflussen können, aber im Gegensatz hierzu gibt es auch Lebens- bzw. Genussmittel, die man nur in geringen Mengen zu sich nehmen sollte wie Kaffee, Alkohol und Zucker. Auch Nikotin sollte reduziert werden, auch wenn dies gerade in depressiven Phasen oft besonders schwer fällt.

Bei der Ernährung ist auch das regelmäßige Essen wichtig, denn ein gleichmäßiger Blutzuckerspiegel kann auch zu einer Stabilisierung der Stimmungslage beitragen.

Sehr häufig wird eine Erhöhung des Rohkostanteils empfohlen, weil hier die Vitalstoffe noch ursprünglicher vorhanden sind als in gekochten oder gedünsteten Mahlzeiten. Hier spielen ganz besonders die Enzyme eine große Rolle, denn gerade sie werden durch Hitze zerstört. Enzyme sind jedoch an vielfältigen Stoffwechselprozessen beteiligt und sind insbesondere für die Verdauungsvorgänge erforderlich.

Wenn der Körper nicht über die Nahrung mit ausreichenden Mengen an Enzymen versorgt wird, greift er auf körpereigene Enzyme zurück. Dies hat zur Folge, dass für andere Stoffwechselvorgänge nicht mehr genügend Enzyme zur Verfügung stehen wie beispielsweise für die Zellerneuerung und Entgiftung.

Eine gesunde Ernährung besteht nicht nur aus ‚festen Nahrungsbestandteilen', sondern auch aus Flüssigkeiten. Trinken Sie über den Tag verteilt etwa 2 Liter Wasser ohne Kohlensäure und bitte nicht aus der Leitung, weil dieses Wasser vielfach belastet ist. Vielmehr, als Sie vermutlich jemals geahnt haben.

Unterschätzen Sie das Wassertrinken nicht. Denn wer zu wenig Flüssigkeit zu sich nimmt, läuft Gefahr, eine Dehydrierung zu entwickeln, die sich negativ auf die gesamte Gesundheit auswirken kann. Hierbei geht es nicht nur um gelegentliche Kopfschmerzen, sondern es können auch Gedächtnis- und Sehstörungen auftreten.

Ein weiterer ganz wichtiger Faktor ist schließlich die Entgiftung. Wie in den Kapiteln ‚Die Leber' und ‚Entgiftung bei Depressionen' ausführlich dargestellt, muss der depressive Körper von belastenden Schadstoffen befreit werden. Hierfür ist das Trinken von gesundem Wasser in ausreichender Menge ganz wesentlich für den Erfolg.

Farbtherapie

Farben haben einen viel größeren Einfluss auf unser Seelenleben als es uns vielfach bewusst ist. Achten Sie mal darauf, welche Farben Ihre

Lieblings-Kleidungsstücke haben. Hängen überwiegend schwarze, braune und dunkelgraue Pullover und Jacken in Ihrem Schrank?

Gerade an den depressiven Tagen können diese Farben Ihre Seelenstimmung noch verschlimmern. Umgeben Sie sich mit stimmungsaufhellenden Farben, die Ihnen Motivation und Kraft geben. Als die aktivierendste Farbe zählt Orange. Sie wird als Heilfarbe bei depressiven melancholischen Verstimmungen eingesetzt.

In anderen Ländern werden die Häuser ganz bewusst mit vielen Farben ausgestattet. So bedeutet beispielsweise ein buntes Haus in Mexiko, dass der Besitzer voller Energie steckt.

Homöopathie

Homöopathie ist ein sehr komplexes Thema und sollte bei so schwerwiegenden Erkrankungen wie Depressionen nur von sehr erfahrenen Therapeuten angewandt werden. Mit homöopathischen Mitteln kann man das innere Gleichgewicht stabilisieren.

Obwohl es sich bei Homöopathie um ein naturheilkundliches Verfahren handelt, ist auch dieses nicht immer ohne Nebenwirkungen einsetzbar. Bei der Homöopathie kann auch eine ‚Erstverschlimmerung' auftreten, die dazu führt, dass Symptome aus der Vergangenheit wieder auftreten oder sich momentan vorhandene Symptome verschlimmern.

Leberunterstützung

Als die besten Pflanzen zur Leberregeneration gelten die Mariendistel (Carduus marianus) und die Artischocke (Cynaria scolymus). Mariendistel als Tee ist sehr bitter und wird von den Anwendern meistens nicht lange durchgehalten. Stattdessen eigenen sich Mariendistelkapseln hervorragend und können über einen langen Zeitraum eingenommen werden.

Vielleicht kennen Sie den Apperitiv „Cynar", der aus Artischocke besteht. Aber auch hier wäre es meist besser, eine Kapsel statt einer Mischung einzusetzen.

Wie bereits erwähnt, spielt die Leber eine enorm wichtige Rolle bei Depressionen, so dass ihr ein eigenes ausführliches Kapitel gewidmet wird.

Hormontherapie

Hormonbedingte Depressionen sind gut therapierbar, indem der Hormonhaushalt wieder ins Gleichgewicht gebracht wird. Hierzu muss man sich nicht unbedingt ‚chemischer Hormonbomben' bedienen, sondern häufig sind auch so genannte Phytoöstrogene wie z. B. Cimicifuga oder Rotklee eine gute Hilfe.

Leider wird viel zu selten berücksichtigt, dass Hormone von einem ausreichenden Verzehr von gesunden Fetten abhängig sind. So laufen z.B. Personen, die eine fettarme Diät durchführen, Gefahr, ihren Hormonhaushalt negativ zu beeinflussen. Hormonelle Schwankungen wiederum können zu Störungen im Serotoninhaushalt führen. Mit dem abnehmenden Serotoninspiegel nehmen jedoch die Depressionen zu.

Dieser Zusammenhang wird durch die Tatsache unterstützt, dass Wochenenddepressionen in Zivilisationen seltener auftreten, in denen die Muttermilch aufgrund eines hohen Fischkonsums einen deutlich höheren DHA-Gehalt aufweist.

Lichttherapie

Als eine preisgünstige und sehr wirksame Behandlungsmethode, mit der man Depressionen positiv beeinflussen kann, gilt die Lichttherapie. Diese kann man in den eigenen vier Wänden durchführen in Form von Lichttherapie-Geräten oder entsprechenden Lampen, die anstatt herkömmlicher Glühbirnen im Wohnraum und Arbeitsplatz eingesetzt werden.

Von der Lichttherapie profitieren insbesondere Personen mit saisonabhängigen Depressionen, die besonders im Spätherbst und Winter auftreten. Aber auch bei Personen mit einer nicht-saisonabhängigen Depression kann die Lichttherapie sehr erfolgreich als Behandlungsunterstützung eingesetzt werden.

Dieser Erfolg ist in der Annahme begründet, dass die Ursache der saisonal bedingten Depression in der verkürzten Tageslänge liegt.

Die Patienten werden über einen längeren Zeitraum täglich für jeweils 30 Minuten hellem, weißem Licht ausgesetzt.

Spezielle Therapie-Lampen mit einem Licht ab 2.500 Lux simulieren das Tageslicht und empfinden die Farbtemperatur des natürlichen Sonnenlichts nach. Herkömmliche Leuchten reichen für diese Wirkung nicht aus, da sie nur über bis zu 800 Lux verfügen.

Zum Vergleich: etwa 2.000 Lux nimmt man an einem Frühlingstag auf, an einem Sommertag bis zu 10.000 Lux und am Äquator ist man ca. 80.000 Lux ausgesetzt.

In Ländern, in denen in den Wintermonaten das Sonnenlicht nur für wenige Stunden verfügbar ist, wirkt sich der Lichtmangel auch direkt auf die Stimmung auf. So ist gerade in diesen dunklen Monaten die Selbstmordrate in den nördlichen europäischen Ländern deutlich höher als während der restlichen Jahreszeiten.

Über den Sehnerv und die Netzhaut des Auges kann so das Gehirn positiv beeinflusst werden. Man will mit der Lichttherapie den 24-Stunden-Rhythmus beeinflussen, um die innere Rhythmik wieder ins Gleichgewicht zu bringen. So können auch Personen mit Schlafstörungen mit Hilfe von Tageslichtlampen wieder zu einem geregelteren Rhythmus zurückfinden.

Auch die Bildung bestimmter Nährstoffe wird durch dieses gesunde Licht angeregt. Insbesondere die Produktion von Vitamin D3 wird durch dieses Licht angekurbelt. Wer also unter einem Vitamin D-Mangel leidet, kann diesen einfach durch ausreichend aufgenommenes Licht kompensieren.

Während der Behandlung wird man einmal täglich mit dieser speziellen künstlichen Lichtquelle bestrahlt. Wichtig ist, dass die Anwendung regelmäßig durchgeführt wird und auch an den symptomfreien Tagen erfolgt.

Am sinnvollsten ist die Anwendung am Morgen, damit der Körper in Gang kommt und der Schlaf-Wach-Rhythmus unterstützt wird. Eine Anwendung am Abend kann hingegen die innere Uhr durcheinander bringen und das Einschlafen erschweren.

Die Anwendungsdauer ist abhängig von der Lichtstärke und variiert zwischen 40 Minuten (10.000 Lux) und zwei Stunden (2.000 Lux).

Mittlerweile gibt es verschiedene Lichttherapiegeräte, die sich auch für die Heimanwendung eignen. So kann man anstatt oder zusätzlich zu einem klassischen Therapiegerät verschiedene Lichtquellen in sein Wohnumfeld integrieren wie z. B. Lichtduschen und Lichtwecker.

Bei einem qualitativ guten Lichttherapie-Gerät sollte die Helligkeit über die gesamte Leuchtfläche strahlen. Ist die Leuchtfläche hingegen ungleichmäßig verteilt, können Blendungen auftreten.

Als die derzeit gesündesten Lichtquellen gelten Vollspektrum-Tageslicht-Leuchten, die in Lampen aller Art eingesetzt werden können. Somit können Wohnräume, Arbeitsplätze und Therapieleuchten mit diesem gesunden Licht ausgestattet werden. Auch vor den Therapieleuchten kann man lesen, schreiben, essen, telefonieren und vieles mehr.

Das klassische Solarium ist aufgrund des hohen UV-Strahlen-Anteils nicht geeignet, um sich gesundem Licht auszusetzen: das Vollspektrumlicht wird hauptsächlich über die Augen aufgenommen, beim Solarium jedoch trägt man aufgrund der UV-Strahlung eine Schutzbrille.

Dennoch ist der Solariumbesuch nicht ganz nutzlos, denn auch über die Haut wird Licht aufgenommen, so dass auch über diesen Weg die Neurotransmitter im Gehirn positiv beeinflusst werden können. Allerdings ist das Vollspektrumlicht wesentlich effektiver.

Orthomolekulare Präparate

Mit orthomolekularen Präparaten können Depressionen positiv beeinflusst werden. Insbesondere die Verabreichung der beiden Aminosäuren Tyrosin und Phenylalanin kommt hier zum Einsatz, weil diese im Körper in Dopamin und Noradrenalin umgewandelt werden. Dies wiederum wirkt sich stimmungsaufhellend aus.

B-Vitamine

Leider wird die Bedeutung von B-Vitaminen sehr häufig vernachlässigt, obwohl oft eine Unterversorgung mit diesen wichtigen Nährstoffen vorliegt, wenn jemand in schlechter seelischer und nervlichen Verfassung ist.

Als Ergänzung der B-Vitamine wird häufig die Folsäure verabreicht, denn sie ist an der Produktion vom Glückshormon Serotonin und Noradrenalin beteiligt.

Omega-3-Fettsäuren

Omega-3-Fettsäuren gehören zu den ungesättigten Fettsäuren. Sie sind zwar lebensnotwendig, aber können vom Organismus nicht hergestellt werden.

Fisch bringt gute Laune! Denn wer regelmäßig Fisch mit einem hohen Gehalt an Omega-3-Fettsäuren verzehrt, kann sich möglicherweise gut vor Depressionen schützen. Zu den relevanten Fischsorten gehören z. B. Lachs, Sardellen, Sardinen und Makrelen. Bei Bevölkerungsgruppen, deren Ernährung einen großen Anteil an Omega-3-Fettsäuren enthält, leiden die Menschen deutlich weniger an Depressionen.

Warum ein Zusammenhang von Omega-3-Fettsäuren und Depressionen besteht, wurde in mehreren wissenschaftlichen Studien in verschiedenen Ländern untersucht. Man stellte dabei fest, dass Omega-3-Fettsäuren die Neurotransmitter-Übertragung fördern und so einen positiven Einfluss auf das emotionale Gleichgewicht und damit auch auf Depressionen haben.

Wenn es also heißt, dass eine fettreiche Ernährung vor Depressionen schützen kann, so ist dies insofern richtig, wenn sich diese Empfehlung auf Fette mit einem hohen Anteil an Omega-3-Fettsäuren bezieht. Mittlerweile gilt ein niedriger Omega-3-Index als ein Risikofaktor für eine Suizidgefährdung.

Die wichtigsten Omega-3-Fettsäuren sind EPA und DHA.

EPA ist eine mehrfach ungesättigte Fettsäure und wird den Omega-3-Fettsäuren zugeordnet. Sie hat einen positiven Einfluss auf Depressionen und hilft, die Stimmung aufzuhellen. Der Wirkmechanismus wird in einer Interaktion von Fettsäure und Serotonin vermutet. So tritt ein Serotoninmangel häufig in Kombination mit einem Mangel an Omega-3-

Fettsäure auf. Durch die Gabe von Omega-3-Fettsäure kann der Serotoninspiegel erhöht werden.

In Studien wurde festgestellt, dass allerdings nicht jede Form von Omega-3-Fettsäuren antidepressiv wirkt. Während EPA bei einem Verzehr von 1 g pro Tag effektiv war, konnten bei der Einnahme von DHA kaum positive Veränderungen bei Depressionen beobachtet werden. Eine Kombination aus EPA und DHA jedoch wirkte antidepressiv. Nach bisherigen Erkenntnissen ist demnach eine reine EPA-Einnahme der Kombination aus EPA und DHA vorzuziehen. Dies wird durch die Vermutung unterstützt, dass DHA bei der Verwertung im Wettbewerb steht und eine komplette Nutzung von EPA blockiert.

Omega-3-Fettsäuren sind in hochwertigen Pflanzenölen wie beispielsweise Arganöl und Leinöl vorhanden, aber auch in Nahrungsergänzungsmitteln.

Mineralstoffe

Bei vielen depressiven Patienten kann die Gabe von Calcium und Magnesium sehr sinnvoll sein, weil sich diese beiden Mineralstoffe regulierend auf das seelische Gleichgewicht auswirken können. Während Calcium zu einer funktionierenden Kommunikation der Nervenzellen untereinander beiträgt und für einen ausreichenden Serotoninspiegel sorgt, unterstützt Magnesium die Muskel- und Nervenentspannung. Außerdem trägt es zur Aktivierung der B-Vitamine bei.

Tryptophan

Depressionen können auch aufgrund eines Tryptophanmangels auftreten, was eine Störung des Serotoninhaushaltes zur Folge hat. Tryptophan ist eine Aminosäure und ist erforderlich für die Bildung des Glückshormons Serotonin. Besonders Personen mit einer Fruktoseintoleranz laufen Gefahr, unzureichend mit Tryptophan versorgt zu sein. Dieser Mangel lässt sich ganz einfach durch die Einnahme von Tryptophan als Nahrungsergänzungsmittel ausgleichen.

Darüber hinaus können Sie Ihre Depressionstherapie mit Zink, Selen und Chrom sinnvoll unterstützen. Chrom liefert gleich mehrere außerordentlich interessante Funktionen: Es wirkt sich nicht nur lindernd aus bei Depressionen, sondern reguliert auch den Blutzuckerspiegel und kann helfen, die mit der Depression einhergehende Müdigkeit zu beseitigen.

Durch eine gesunde Ernährung kann dem Körper eine große Menge dieser hier vorgestellten Nährstoffe zugeführt werden. Allerdings ist der Bedarf bei Depressionen meistens so groß, dass er nicht allein über die Ernährung gedeckt werden kann. Hier gibt es viele qualitativ hochwertige Nahrungsergänzungsmittel, die Ihnen gute Dienste leisten können.

Phytotherapie

Die Phytotherapie zählt zu den ältesten Heilmethoden und basiert auf der Heilkraft von Pflanzen (griechisch: phyto = Pflanze). Schon vor über 3.000 Jahren wurden Pflanzen in vielen Ländern zur Behandlung von Krankheiten eingesetzt.

In der heutigen Zeit kommt der Phytotherapie wieder eine verstärkte Bedeutung zu. Denn immer mehr Patienten bevorzugen alternative Heilmethoden und wünschen lieber pflanzliche Präparate als chemische Medikamente. Dies gilt ganz besonders für die Behandlung von Depressionen.

Denn aufgrund der Befürchtung von möglichen Nebenwirkungen und eventuell entstehenden Abhängigkeiten von Antidepressiva möchten viele depressive Patienten lieber mit pflanzlichen Präparaten behandelt werden. Gerade für Langzeitbehandlungen werden pflanzliche Präparate bevorzugt eingesetzt. Um eine Wirkung bei Depressionen zu erzielen, ist eine Mindesteinnahme von zwei bis drei Wochen bei hoher Dosierung erforderlich.

Baldrian

Baldrian ist ein probates Beruhigungsmittel und wird seit jeher bei Nervosität und Unruhe eingesetzt. Es kann aber auch zur Unterstützung der Behandlung von Depressionen verwendet werden, weil es sich auch positiv auf das seelische Gleichgewicht auswirkt.

Cimicifuga

Cimicifuga wird auch als Wanzenkraut bezeichnet und wird in der Naturheilkunde gerne während der Wechseljahre eingesetzt. Es ist in der Lage, psychovegetative Störungen positiv zu beeinflussen. Die Wirkung gilt in Kombination mit Johanniskraut als noch effektiver.

Johanniskraut

Als das bekannteste pflanzliche Mittel bei Depressionen gilt das Johanniskraut. Es wird seit vielen Jahrhunderten aufgrund seiner stimmungsaufhellenden Wirkung bei leichten und mittelschweren Depressionen eingesetzt, bei schweren Depressionen scheint es jedoch wirkungslos. Die klinische Wirksamkeit gilt trotz einiger kontroverser Diskussionen als gesichert, allerdings bestehen bezüglich der Wirkmechanismen noch Unklarheiten.

Häufig tritt die Wirkung erst nach einer Einnahme von mindestens drei Wochen auf. Neben der Stimmungsaufhellung wirkt Johanniskraut auch beruhigend und ausgleichend.

Neuere Erkenntnisse weisen übrigens auf Wechselwirkungen von Johanniskraut und anderen antidepressiv wirkenden Präparaten hin. Da Johanniskraut zu einem beschleunigten Abbau von trizyklischen Antidepressiva wie Amitriptylin und Nortriptylin führt, kann deren Wirkung durch die gleichzeitige Einnahme von Johanniskraut reduziert werden.

Personen mit empfindlicher Haut sollten während der Einnahme von Johanniskraut aufgrund der möglichen Photosensibilisierung auf Sonnenbäder verzichten.

Weitere pflanzliche Präparate

Darüber hinaus gibt es noch weitere Phytopharmaka, die bei der Therapie von psychischen Erkrankungen stabilisierend wirken können. Hierzu zählen insbesondere Melisse, Hopfen und die Passionsblume. Sie wirken entspannend und beruhigend und können unterstützend bei Angststörungen eingesetzt werden.

Psychopharmaka

Wenn man über Psychopharmaka spricht, meint man in der Regel Antidepressiva. Die Meinungen über diese Medikamente gehen sehr auseinander. Während manche depressive Menschen in Antidepressiva einen absoluten Segen sehen, fürchten sie andere, weil sie schon so viel Negatives darüber gehört oder selbst schlechte Erfahrungen gemacht haben.

Trotz allem: Antidepressiva haben eine stimmungsaufhellende Wirkung und wirken angstlösend und antriebssteigernd.

Antidepressiva sind die gängigsten Medikamente, die bei Depressionen eingesetzt werden. Sie greifen in den Hirnstoffwechsel ein und sorgen dafür, dass Neurotransmitter und Botenstoffe länger an ihren Wirkorten zur Verfügung stehen.

Dies betrifft insbesondere das Glückshormon Serotonin, so dass es gezielt Medikamente mit der Bezeichnung der ‚Selektiven Serotonin-Wiederaufnahmehemmer' gibt. Denn eine unzureichende Serotonin-Produktion führt zu Depressionen, aber auch zu anderen gesundheitlichen Problemen wie beispielsweise Aggressionen.

Aufgrund der in den meisten Fällen tatsächlich eintretenden sehr segensreichen Wirksamkeit ist es bei bestimmten Patienten durchaus gerechtfertigt, mögliche Risiken und Nebenwirkungen in Kauf zu nehmen, um aus der Seelenhölle herauszukommen. Da die Nebenwirkungen anti-depressiver Medikamente zum Teil beträchtlich sind, bedürfen sie allerdings der sorgfältigen Beobachtung. Vor der Behandlung mit Psychopharmaka sollten unbedingt die Unverträglichkeitsrisiken abgeklärt werden.

Psychopharmaka sind chemische Verbindungen, die zentralnervöse Regulationen beeinflussen und auf diese Weise psychische Funktionen verändern. Sie werden bei endogenen Depressionen, bei depressiven Syndromen von Schizophrenien sowie bei schweren depressiven Angst- und Zwangsneurosen verschrieben.

Zu den wichtigsten Antidepressiva gehören:

- Trizyklika – sie beeinflussen die Wiederaufnahme von Noradrenalin und Serotonin

- Monoaminooxidase-Hemmer – sie halten das Enzym Nonoaminooxidase davon ab, Neurotransmitter zu deaktivieren

Lithiumtherapie: Lithiumsalze werden zur Prophylaxe und Behandlung unipolarer Depressionen verwendet. Sie können eine Alternative zur Pharmakotherapie oder eine Kombinationsmöglichkeit darstellen. Sorgfältig dosiertes Lithiumkarbonat kann depressiven Phasen die Spitze nehmen.

Psychoanalyse und Psychotherapie

Als Grundlage dieser Therapieform dienen die Erkenntnisse des bekannten Psychoanalytikers Sigmund Freud. Er definierte einen Teil der Psyche als ‚das Unbewusste', dass Gefühle und Gedanken beinhaltet.

Die Psychoanalyse geht davon aus, dass das Unterbewusstsein bei der Depressionsentstehung einen wichtigen Einfluss darstellt. Außerdem ist sie davon überzeugt, dass die meisten psychischen Erkrankungen aufgrund von Belastungen und Konflikten entstehen, die sogar bis in die Kindheit und ins Säuglingsalter zurückreichen können.

Das therapeutische Ziel besteht darin, bestimmte Verhaltensweisen und innere Zwänge zu beseitigen, die möglicherweise die Entstehung der Depression (mit-) ausgelöst haben.

Die Psychoanalyse und Psychotherapie ist die Behandlungsform, die von den Betroffenen als die unangenehmste gesehen wird.

Zum Schutz der Patienten sei an dieser Stelle nochmals darauf hingewiesen, dass Depressionen nicht immer aufgrund von psychischen Problemen entstehen. Für die Patienten wäre es sehr hilfreich, zunächst die möglichen körperlichen Ursachen abzuklären. Hierzu zählen insbesondere die umweltbedingten Möglichkeiten, die in der Praxis bisher kaum berücksichtigt werden. Lesen Sie hierzu unbedingt das Kapitel ‚Depressionen unter umweltmedizinischen Aspekten'.

Aber zunächst zurück zur Psychotherapie.

Die Psychotherapie besteht hauptsächlich aus Gesprächen zwischen Patient und Therapeut. Sie wird durch Psychotherapeuten durchgeführt und ist je nach Schweregrad ambulant oder stationär in Fachkrankenhäusern möglich. Damit die Therapie erfolgreich verlaufen kann, ist eine vertrauensvolle Beziehung zum Therapeuten enorm wichtig.

Zum Abschluss soll der Frage der Integration psychologischer und nicht-psychologischer Therapieformen nachgegangen werden: Wie steht es z.B. mit der Kombinierbarkeit einer Psychotherapie und einer Pharmakotherapie?

Viele Therapeuten vertreten die Idee, dass psychotherapeutische Unterstützung zu jeder Depressionsbehandlung gehört und führen als Argumente u. a. die geringe Erfolgsstabilität der Pharmakotherapie, die Suizidgefahr und das Gefühl des Alleingelassenwerdens mit dem stigmatisierenden Erlebnis einer psychischen Krankheit an.

Bei der Vielzahl psychotherapeutischer Ansätze könnte man auf den ersten Blick meinen, bei der Entscheidung für eine bestimmte Psychotherapie die ‚Qual der Wahl' zu haben. Doch sind sich zahlreiche Autoren (Blöschl, 1991; Hautzinger et al., 1989; Beck, 1986) darüber einig, dass sich (besonders die neueren) Ansätze im Laufe der letzten Jahre angenähert haben, hin zu einer kombinierenden Betrachtungs- und Vorgehensweise.

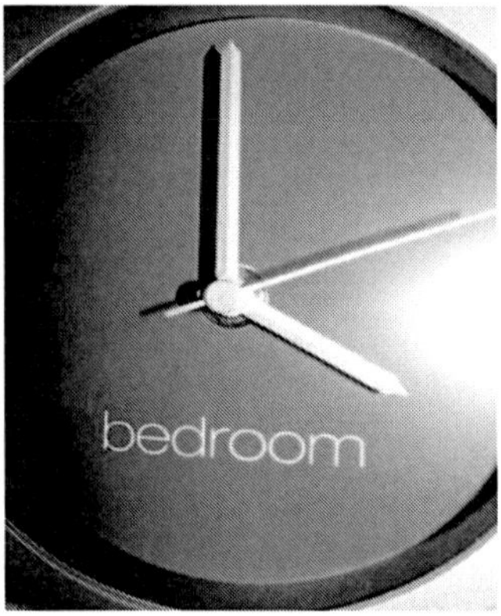

Schlaftherapie

Die Schlafentzugstherapie wird auch als Wachtherapie bezeichnet. Es klingt fast paradox, dass depressive Menschen mitunter auch mit einer Wachtherapie behandelt werden.

Aber tatsächlich wirkt partieller Schlafentzug bei depressiven Syndromen therapeutisch und es kann zu einer Symptomreduktion kommen. Entweder wird dem Patienten der Schlaf für die ganze Nacht oder für die zweite Nachthälfte entzogen. Auch der Entzug bestimmter Schlafphasen kann antidepressiv wirken. Diese Vorgehensweise ist allerdings in der praktischen Umsetzung ziemlich aufwändig und wird daher kaum praktiziert.

Das Wachbleiben in der ersten Nachthälfte ist weniger erfolgreich als in der zweiten Nachthälfte. Der Patient wird dabei gezwungen, wach zu bleiben.

Der Schlafentzug nach Mitternacht hat nicht nur einen therapeutischen Effekt, sondern auch den Vorteil, dass er den Patienten entgegen kommt, indem sie durch das Zubettgehen am Abend ihren Depressionssymptomen entgehen können. Der folgende Tag sollte ohne eine Schlafpause verbracht werden.

Mit dem Schlafentzug wird in der Regel keine dauerhafte Beschwerdefreiheit erreicht, sondern nur eine vorübergehende.

Sport und Bewegung

Auch wenn es noch so schwer fällt: Bewegung ist bei Depressionen eine der wichtigsten Begleittherapien. Experten vermuten, dass Sport einen positiven Einfluss auf die Biochemie des Gehirns hat und die Produktion der stimmungsaufhellenden Hormone stimuliert wird.

Sport gilt als ein probates Mittel, die Depressionen zwar nicht zu heilen, aber besser mit ihnen umgehen zu können. Dabei sollte die gewählte Sportart nicht zu anstrengend sein und nicht zur physischen oder psychischen Überforderung führen. Als besonders sinnvolle Sportarten gelten Fahrradfahren, Aerobic, Wandern, Joggen, Schwimmen und Tanzen.
In besonders tiefen Deprilöchern hat mich immer wieder Sport ‚über Wasser gehalten'. Sportarten wie Aerobic und Radfahren unternahm ich geradezu intuitiv, weil ich einfach spürte, dass es mir gut tat bzw. weil ich oft den Sport als einzige Möglichkeit ansah, die Deprilöcher

überstehen zu können. Hier waren es oft ausgedehnte Radtouren, die ich ganz spontan bei Wind und Wetter unternahm.

Als Ergänzung zu sportlichen Aktivitäten kann man verschiedene Bewegungstherapien integrieren wie beispielsweise die Feldenkrais-Therapie.

Yoga, Autogenes Training, Tai Chi, Qi Gong und Progressive Muskelentspannung

Durch Sport und Bewegungstherapien lässt sich nicht nur das Körpergefühl stärken, sondern auch die Produktion des Glückshormons Endorphin wird angekurbelt, was sich günstig auf die Depressionen auswirkt.

Stationäre Behandlung

Wenn alle ambulanten Maßnahmen nicht greifen, keine Aussicht auf Besserung zu erkennen ist und die Gefahr einer Suizidgefährdung bedrohlicher wird, sollte ein stationärer Aufenthalt gewählt werden. In einer psychiatrischen Klinik gibt es neben einer durchdachten Tagesstruktur eine psychotherapeutische und medizinische Betreuung.

Mittlerweile gibt es in vielen psychiatrischen Kliniken auch ambulante Möglichkeiten, so dass man tagsüber in einer Tagesklinik anwesend ist, die Nacht aber zu Hause verbringt.

Bei einer stationären Behandlung erfolgt häufig auch eine Einstellung auf Lithium.

Transkranielle Magnetstimulation (TMS)

Diese Therapieform gehört zu den neueren Behandlungsmöglichkeiten. Hierbei werden über Magnetfelder verschiedene Hirnregionen angeregt. Bei Depressionen ist der linke Stirnlappen weniger aktiv, aber der rechte hingegen meistens überaktiv. Mithilfe der TMS will man das fehlende Gleichgewicht dieser beiden Gehirnregionen wieder in Einklang bringen.

Bisher wird die Magnetstimulation noch vergleichsweise wenig eingesetzt. Eine der wenigen Kliniken ist die Charité in Berlin.

Verhaltenstherapeutische Ansätze der Depressionstherapie

Bei der Verhaltenstherapie sollen die Patienten lernen, anders mit ihrem Umfeld und mit sich selbst umzugehen. Mit Hilfe von körperlichen Aktivitäten wie Gartenarbeit, Spaziergängen oder Radfahren und Konzentrationsübungen soll erreicht werden, von der Traurigkeit und den Ängsten loszukommen.

Die verhaltenstherapeutische Depressionsbehandlung basiert meistens auf der kognitiven Verhaltenstherapie. Dabei sollen die depressionsauslösenden Denk- und Verhaltensmuster identifiziert werden, um sie anschließend verändern zu können.

Ausgehend von der Entwicklung einer Depression aufgrund massiver sozialer Ängste wird darauf abgezielt, die sozialen Basisängste der depressiven Patienten zu reduzieren.

Mit der Beseitigung sozialer Ängste und der Veränderung negativer emotionaler Reaktionsmuster werden wesentliche Hindernisse gegen die Aufnahme und Nutzung positiv verstärkender Kontakte ausgeräumt.

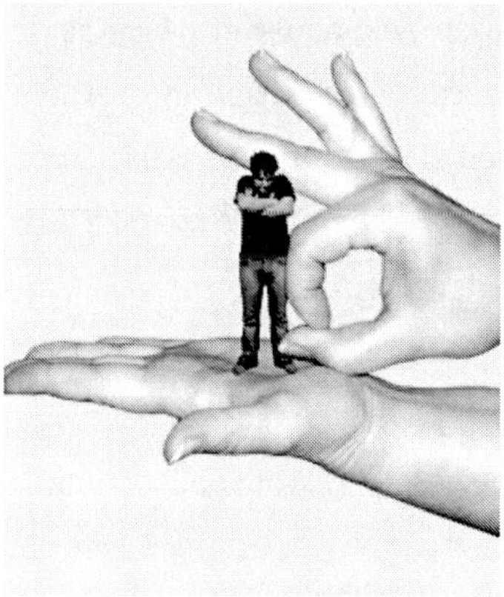

So wurde ich meine Depressionen innerhalb von 3 Monaten für immer los

Es klingt für jemanden, der seit Jahren unter Depressionen leidet, wahrscheinlich wie eine leere Versprechung und Übertreibung, wenn er jetzt liest, dass man in nur 3 Monaten seine Depressionen los werden kann. Und dabei geht es nicht nur um eine kurzfristige Beseitigung, sondern vielmehr um eine dauerhafte.

Es klingt wirklich unglaublich, ich weiß das. Vermutlich hätte ich damals während meiner Deprilöcher auch skeptisch reagiert. Aber dennoch wäre ich aufmerksam geworden, wenn ich eine Überschrift mit dieser Aussage gelesen hätte. Denn schließlich greift man doch schließlich nach jedem Strohhalm, der nur annähernd Hoffnung aufkommen lässt, von seinen Seelenqualen erlöst zu werden.

Glauben Sie mir: Auch ich habe einen langen Weg hinter mit. Fünf lange Jahre wurde ich von Tag zu Tag kränker und wäre am liebsten gestorben, weil ich diese dramatischen Depressionen nicht mehr aushalten konnte. Ich habe zwar nie einen Selbstmordversuch unternommen, aber weit entfernt war ich davon nicht.

Wäre nicht ein großes Wunder geschehen, wäre der Selbstmord nur noch eine Frage von wenigen Wochen gewesen. Heute, 11 Jahre nach diesen dramatischen Erlebnissen, ist dies für mich selbst alles wie ein großes Wunder. Und ich sage immer wieder: Es ist nicht selbstverständlich, dass es mich noch immer in dieser Welt gibt.

Was war geschehen?

Angefangen hatte alles mit einer Herzmuskelentzündung, ausgelöst durch einen Epstein-Barr-Virus (der übrigens erst 10 Jahre später diagnostiziert wurde!). Nachdem sich das Herz ohne bleibende Schäden wieder regeneriert hatte, kam ich trotzdem gesundheitlich nicht wieder auf die Beine.

Es folgte eine zweijährige Verabreichung mit Antibiotika und eine unvorstellbare Odyssee durch über 50 Arztpraxen innerhalb von 5 Jahren mit einer stetig wachsenden Liste an Diagnosen. Waren es zu Beginn ‚nur' Haarausfall, stetige Bauchschmerzen, Halsschmerzen, Hormonstörungen und Erschöpfung, so gesellten sich schnell Depressionen hinzu. Mein Hausarzt steckte mich schnell in die ‚Psychoschublade' und wollte mich nach 5 Jahren nicht mehr weiterbehandeln: ‚Wenn Sie sich nicht endlich psychosomatisch behandeln lassen, sind Sie in meiner Praxis falsch.'

Können Sie sich vorstellen, dass ich trotzdem nie in einer psychotherapeutischen Behandlung war und trotzdem innerhalb von nur 3 Monaten von der Deprihölle befreit wurde?

Wie durch ein Wunder gelangte ich in eine von mir 300 Kilometer entfernte Uniklinik. Die dort für mich zuständige Ärztin diagnostizierte eine hochgradige Amalgam- und Palladiumvergiftung, ausgelöst durch Zahnersatzstoffe.

Sie diagnostizierte dies anhand eines Kaugummitests, bei dem Urin und Speichel auf Schwermetalle hin untersucht werden. Nach einem bestimmten Einnahmeverfahren mit schwermetallausleitenden DMSA-Kapseln wurden der Speichel und Urin in einem darauf spezialisierten Labor untersucht.

Die Ergebnisse waren erschreckend, denn allein im Speichel wurde eine Quecksilberbelastung festgestellt, die 50 mal höher als der zulässige Grenzwert war.

Nach dieser für mich lebensrettenden Diagnose wurden unter entsprechenden Schutzmaßnahmen ca. 12 Amalgamfüllungen und eine palladiumhaltige Krone entfernt und eine so genannte Ausleitung der Schwermetalle durchgeführt.

Das fachgerechte Amalgamentfernen nahm ein Umweltzahnarzt vor, der damals einer der ganz wenigen Ärzte in Deutschland war, der sich intensiv mit dieser Thematik auskannte. Ich bin noch heute dem Schicksal dankbar, dass ich an diesen Zahnarzt geraten war, denn ich weiß von vielen anderen Zahnmetallgeschädigten, dass bei der unsachgemäßen Amalgamentfernung große gesundheitliche Schäden entstehen können.

Werden die Plomben nämlich ohne entsprechende Schutzvorkehrungen wie beispielsweise Sauerstoffzufuhr, Kofferdamm oder einen Spezialbohrer entfernt, wird der Körper durch freiwerdende Quecksilberdämpfe und heruntergeschluckte Amalgamstücke zusätzlich belastet. Aufgrund einer unsachgemäßen Entfernung ist schon manch einer krank geworden.

Ein weiterer sehr häufiger Fehler, der nach der Amalgamentfernung passiert, ist der Einsatz von Goldplomben. Dies ist eine ziemliche Katastrophe für amalgambelastete Personen, denn durch das Gold wird die Ausleitung des Quecksilbers deutlich erschwert.

Nach meiner Amalgamentfernung wurde Zement eingesetzt, der frei von jeglichen Schadstoffen war.

Bevor Sie also Zahnersatz wählen, erkundigen Sie sich unbedingt auf die Verträglichkeit, denn sonst geraten Sie womöglich vom Regen in die Traufe.

Aber der Weg zur Gesundung ist noch nicht allein mit der Amalgamentfernung erledigt. Denn hieran anschließend muss unbedingt eine professionelle Schwermetallausleitung erfolgen. Geschieht dies nicht, ist die Wahrscheinlichkeit für eine bessere Gesundheit ziemlich gering.

Hintergrund ist, dass sich das Quecksilber im Laufe der Jahre im ganzen Körper verteilt hat und in verschiedenen Organen und sogar im Gehirn deponiert ist.

Ich habe im Laufe der Jahre viele zahnmetallgeschädigte Menschen kennen gelernt, die zwar ihre Füllungen entfernen ließen, aber halt keine anschließende Ausleitung durchführten. Sie wunderten sich zwar, dass sie gesundheitlich immer weiter abbauten, obwohl die Amalgamfüllungen entfernt worden waren, aber brachten dies nie in Zusammenhang mit der fehlenden oder unzureichenden Ausleitung.

Dies geschieht häufig dann, wenn die Amalgamentfernung von unerfahrenen Therapeuten durchgeführt wird und diese womöglich das Thema der Zahnmetalle nicht ernst nehmen. Ich kann an dieser Stelle deswegen nur dazu raten, sich bei dem Verdacht einer Zahnmetallbelastung mit hierauf spezialisierten Zahnärzten in Verbindung zu setzen. Entsprechende Adressen erhalten Sie unter www.dguz.de.

Die Ausleitung der Schwermetalle aus dem Körper erfolgt in hierauf spezialisierten Praxen wie beispielsweise bei Therapeuten, die EDTA-

Ausleitungen anbieten. Im Internet finden sie unter www.chelat.biz bundesweit entsprechende Behandler.

EDTA zählt wie DMSA und DMPS zu den so genannten Cheltatbildnern, die von Umweltmedizinern als die effektivsten Entgiftungsmethoden gesehen werden. Dennoch möchte ich darauf hinweisen, dass diese Therapien nicht ganz harmlos sind und Nebenwirkungen bis hin zu Nierenversagen auftreten können. Aus diesem Grund kann ich nur dazu raten, entsprechende Therapien wirklich nur von erfahrenen Anwendern durchführen zu lassen.

Vor 11 Jahren hatte ich mein heutiges umfangreiches Wissen leider noch nicht und gerade vor den Chelattherapien wurde damals eindringlich gewarnt.

Damals wählte ich somit die als nebenwirkungsfreier geltende Alternative, die hauptsächlich aus der orthomolekularen Therapie bestand. Hier wurden hochdosierte Vitamin C-Infusionen verabreicht und diverse Nahrungsergänzungsmittel verordnet. Dazu gehörten leber- und nierenunterstützende Präparate wie Mariendistel, Aminosäuren und Solidago. Aber auch B-Vitamine, Zink, Selen, Omega-3-Fettsäuren, Chlorella-Algen, Spirulina und Enzyme gehörten zur täglichen Einnahme. Außerdem erfolgte eine intensive Darmsanierung mit Darmflora-Präparaten und einer Candidatherapie.

Und nach wenigen Wochen blühte mein Körper förmlich auf. Glauben Sie mir – in nur 3 Monaten verschwanden die Depressionen. Sie sind niemals wieder aufgetreten. Und das seit mittlerweile 11 Jahren.

Leider war bei mir das Ausmaß der chronischen Schwermetallvergiftung jedoch so groß und der Entgiftungsmechanismus meines Körpers genetisch bedingt so desolat, dass ich auch heute noch ständig dafür sorgen muss, dass ich ausreichend entgifte. Und obwohl ich dies sehr intensiv betreibe, sind die Ausscheidungsraten immer noch so hoch, dass sie die labortechnisch festgelegten Parameter deutlich überschreiten. Dies gilt für Quecksilber genauso wie für Blei, Palladium, Chrom, Kupfer und Nickel.

Neben der Chelattherapie und den orthomolekularen Präparaten versuche ich, den Körper durch diverse andere Maßnahmen zu entgiften bzw. ihn möglichst erst gar nicht zu belasten. Hierzu zählen unter anderem die Infrarotkabine, ein Elektrolysefußbad, eine regelmäßige Leberreinigung nach Dr. Hulda Clark und eine Ernährungsumstellung auf Nahrungsmittel, die ich vertrage. Aufgrund einer Fruktose-, Gluten- und Histaminintoleranz sowie vieler weiterer unverträglicher Lebensmittel, die anhand eines IgG-Tests identifiziert wurden, ist der Speiseplan sehr überschaubar, aber der Körper wird somit nicht noch zusätzlich mit nicht verstoffwechselbaren Substanzen belastet.

Schwermetallbelastungen werden der ‚Umweltmedizin' zugeordnet. Leider gibt es nur sehr wenige Experten, die sich mit dieser Thematik beschäftigen und die sich berechtigterweise Umweltmediziner nennen dürfen.

Zwar sind im Laufe der vergangenen 10 Jahre diverse Therapeuten auf dieses Thema aufmerksam geworden, weil sie die riesigen Ausmaße der umweltbedingten Erkrankungen in ihren Praxen nicht mehr übersehen konnten, aber wenn wir über schulmedizinisch ausgerichtete Praxen sprechen, existiert die Umweltmedizin quasi gar nicht.

So passiert es immer wieder, dass schulmedizinisch orientierte Therapeuten umweltbedingte Erkrankungen bagatellisieren und ignorieren.

Ich habe das alles selbst erlebt. Obwohl ich vor 11 Jahren meine Diagnose immerhin von einer Universitätsklinik erhalten hatte, bezweifelte mein damaliger Hausarzt die Diagnose. So ‚etwas' hätte er ja noch nie gehört – eine ‚Amalgam- und Palladiumbelastung'. Also das wäre doch wohl ziemlicher Quatsch. Und sollte ich tatsächlich so eine komische Erkrankung haben, dann wäre ich schließlich seine erste Patientin in 30 Jahren. Den arroganten Blick, den er mir damals zuwarf, habe ich bis heute nicht vergessen.

Nun dürfen Sie sich vorstellen, was passiert wäre, wenn ich ihm geglaubt hätte anstatt der Ärztin der Uniklinik: Es ist für mich und meine Familie ganz klar, dass ich nicht mehr lange überlebt hätte.

Sie können diese unglaubliche Geschichte meines Überlebenskampfes in meinem Buch ‚Amalgam frisst meine Seele' nachlesen. Dieses Buch wird Ihnen die Augen öffnen und ist spannend wie ein Krimi. Meine Leser sind von diesem Buch meistens so gefesselt, dass sie es innerhalb von nur 2 Tagen durchlesen und gleich vorne wieder anfangen.
Hier finden Sie das Buch: www.Amalgam-Ausleitung.net

Lesen Sie aber unbedingt im anschließenden Kapitel die wertvollen Informationen über Depressionen unter umweltmedizinischen Aspekten. Dies könnte Ihr Leben grundsätzlich verändern, wobei ich ganz klar betonen muss: Nicht bei jedem müssen oder können Umweltfaktoren die Auslöser für Depressionen sein.

Sollten Sie also den Verdacht haben, dass Umweltschadstoffe eine Rolle spielen könnten, suchen Sie einen Experten auf, der sich mit diesem Thema auskennt. Denn leider gibt es auch zahlreiche Therapeuten, die zwar die Problematik der chronischen Vergiftungen kennen, aber die nicht über ausreichende Erfahrung auf dem Gebiet der Entgiftungen verfügen. Zunächst sollte immer festgestellt werden, ob eine Belastung mit Umweltschadstoffen vorliegt. Und dabei muss die Belastung nicht auf Amalgam beschränkt sein. Auch anderer metallhaltiger Zahnersatz führt häufig zu Unverträglichkeiten und chronischen Vergiftungen.

Darüber hinaus gibt es noch zahlreiche andere Gefahrenquellen, die zu einer entsprechenden Belastung führen können.

Wie bereits erwähnt, waren bei mir nach nur 3 Monaten die Depressionen verschwunden. Damit waren allerdings noch lange nicht sämtliche Schadstoffe ausgeleitet. Denn je nach Schweregrad und genetischer Disposition kann dies ein Prozess sein, der viele Monate und manchmal auch Jahre dauert. In meinem Fall ist es so, dass ich voraussichtlich zeitlebens Ausleitungen durchführen muss, weil der Körper genetisch nicht so ausgestattet ist, dass er ausreichend entgiften kann. Und in der heutigen Zeit ist es ja fast unmöglich, sich vor sämtlichen Schadstoffen zu schützen, die einem durch die Umwelt zugetragen werden.

Übrigens hat mir vor vielen Jahren eine sehr bekannte deutsche Naturheilkunde-Ärztin mitgeteilt, dass sie grundsätzlich alle Patienten zunächst auf eine Belastung von Umweltschadstoffen hin untersucht, bevor sie überhaupt weitere Diagnoseverfahren unternimmt. Aufgrund meiner eigenen Erfahrung und vieler Gespräche mit ‚Mitbetroffenen' kann ich aus heutiger Sicht nur sagen: Genau dies sollte die Vorgehensweise der Diagnostik-Zukunft sein.

Depressionen unter umweltmedizinischen Aspekten

Die Schädigung vieler Menschen durch krankmachende Umweltgifte nimmt seit etwa 20 Jahren immer größere Ausmaße an. Dabei wird seitens der Politiker, Ärzte und Juristen die Thematik am liebsten noch immer bagatellisiert oder psychiatrisiert. Folgen dieser Unkenntnis sind falsche Diagnosen mit unpassenden Therapien und chronisch erkrankte Menschen, die meistens zwangsläufig als Hartz IV-Empfänger oder ‚Frührentner' enden. Vielleicht hört sich dies für Sie jetzt zu dramatisch an, aber leider habe ich zu viele dieser Schicksale bei ‚Mitpatienten' erlebt.

Die Vielzahl der umweltbedingten Symptome macht die Diagnose nicht gerade leicht. Da schon durch einen einzigen Giftstoff über 100 verschiedene Beschwerden auftreten können, sind viele Ärzte allerdings schnell irritiert. Es sei denn, sie kennen sich mit umweltbedingten Erkrankungen aus.

Zu den mittlerweile bekannten Umwelterkrankungen gehören MCS (Multiple Chemische Sensibilität), CFS (Chronisches Müdigkeitssyndrom) und Fibromyalgie. Dass auch Depressionen durch Umweltschadstoffe bedingt sein können, ist hingegen noch relativ unbekannt. Bei allen umweltbedingt erkrankten Patienten ist die chronische Müdigkeit und Erschöpfung als auffallendes gemeinsames Leitsymptom anzutreffen. Aber auch Depressionen sind häufig ihr ständiger Begleiter.

Meistens tritt jede dieser augenscheinlich so verschiedener Erkrankungen überwiegend bei Frauen jüngeren und mittleren Lebensalters auf.

Bei umweltererkrankten Personen ist der Körper nicht in der Lage, die durch Nahrungsmittel, Luft, Autoabgase, Wohngifte etc. aufgenommenen Schadstoffe zu neutralisieren und auszuscheiden. Sehr häufig ist dies darauf zurückzuführen, dass eine eingeschränkte Funktion der Entgiftungsenzyme der ersten oder zweiten Detoxphase vorliegt. Diese Entgiftungsstörung wird häufig als genetisch bedingt gesehen. Auch die erblich bedingte Stoffwechselstörung Pyrrolurie (auch als Kryptopyrrolurie oder HPU bezeichnet) führt zu einer unzureichenden genetisch verursachten Entgiftungsschwäche.

Umweltmediziner gehen davon aus, dass etwa 90% der Umweltpatienten diese Stoffwechselstörung aufweisen und dies die Grundlage für die Entstehung der Umwelterkrankungen sein kann. Da auch die Pyrrolurie zu den eher unbekannten Themen in den klassischen Medizinerkreisen zählt, wird auch sie meistens erst im Erwachsenenalter diagnostiziert. Dabei gilt bei dieser Störung: Je frühzeitiger sie festgestellt wird, desto besser sind die Erfolgsaussichten auf Symptomverbesserung. Die Diagnose erfolgt durch einen einfachen Urintest und die Therapie besteht aus der Einnahme von hochdosiertem B6 und Zink. Denn der Körper dieser Patienten ist nicht in der Lage, den durch die Stoffwechselstörung bedingten Mangel an B6 und Zink durch die Nahrung zu kompensieren.

Als Folge der Entgiftungsschwäche verbleiben die Schadstoffe im Körper und lagern sich im Binde- und Fettgewebe, in der Leber, den Nieren und im Nervensystem ab.

Besonders häufig sind bei entgiftungsschwachen Patienten Quecksilberablagerungen festzustellen, die meistens in Zusammenhang mit Amalgamfüllungen stehen. Aber auch Schwermetalle wie Palladium (Zahnersatz, Autoabgase), Blei (Gemüse, Trinkwasser), Cadmium (Nüsse), Nickel und diverse andere können Menschen, die nur unzureichend mit Entgiftungsenzymen ausgestattet sind, ohne eine entsprechende Therapie nicht umfänglich aus dem Körper ausleiten.

Viele Betroffene leiden unter kombinierten Schadstoffeinflüssen, die sich gegenseitig potenzieren. So sind Kombinationen aus mehreren Metallen (z. B. Quecksilber plus Palladium und Blei) keine Seltenheit. Als Folge entsteht eine erhöhte Produktion von Freien Radikalen und Redoxverschiebungen. Die Schwermetalle führen schließlich zu einer extremen Schwächung des Immunsystems und einer gravierenden Störung der Darmflora, die meistens mit dem Leaky Gut Syndrom und einer Candidabesiedelung einhergeht. Durch die Darmfloraschädigung kommt es zu einer Resorptionsstörung von Vitaminen, Mineralien und Aminosäuren.

Umweltmediziner sehen bei Depressionen häufig Quecksilber als eine der Hauptquellen der belastenden Schadstoffe. Dies wurde bereits hinreichend dokumentiert, aber kaum in der Öffentlichkeit verbreitet. So wurde festgestellt, dass bei den in einer Studie untersuchten depressiven Patienten 75% (!!!) der Teilnehmer eine Quecksilberbelastung vorlag.

Man ist sich sicher, dass Quecksilber in der Lage ist, die so genannte Blut-Hirnschranke zu passieren und ins Gehirn wandern kann. Hier lagert es sich in verschiedenen Gehirnregionen ab, was zu gravierenden

Gehirnstoffwechselstörungen führen kann. Eine Folge dieser Störungen sind die Depressionen, aber auch Sprechstörungen, Bewegungsabläufe und andere grundlegende Abläufe des Körpers können stark beeinträchtigt werden.

Schwermetallbelastungen treten oft in Kombination mit chronischen Infekten auf wie Herpesviren, Borrelien und Epstein-Barr-Viren. Außerdem geht eine Schwermetallbelastung immer auch mit einer chronischen Candidainfektion einher, da der Organismus diesen lästigen Hefepilz einsetzt, um den Körper vor anderen Schwermetallschädigungen zu schützen.

Dabei können auch diese chronischen Infekte allein schon zu Depressionen führen. Sehr häufig werden depressive Stimmungen in Verbindung mit dem Hefepilz Candida beobachtet. Da die Reduzierung des Candidas zu einer ganzheitlichen umweltmedizinischen Therapie gehört, erfahren Sie im nachfolgenden Kapitel alles Grundsätzliche über diesen lästigen Mitbewohner.

Candida – ein gefährlicher Begleiter

Seit einigen Jahren wird dem Thema Pilzinfektionen zunehmend mehr Aufmerksamkeit gewidmet. Allerdings bleibt immer noch häufig unberücksichtigt, dass Pilze sogar Depressionen (mit) verursachen können.

Personen, die von einer Umwelterkrankung aufgrund von Schadstoffen betroffen sind, haben häufig eine Candidabelastung. Der Candida ist ein Hefepilz, der meistens in Form des Candida albicans auftritt.

Dieser kommt fast überall in der Welt vor. Er ist äußerst widerstandsfähig und behauptet sich auch gegen extreme Temperaturen wie in der Antarktis und in den Tropen.

Durch ein spezielles Enzym sind diese Hefepilze in der Lage, an der Darmschleimhaut anzuhaften und die Abwehrmechanismen der Schleimhautbarriere zu durchbrechen. Das führt zur Schwächung des Immunsystems und in den ungünstigsten Fällen zur Überschwemmung des Körpers mit Pilzgiften (Mykotoxinen).

Als Folge hieraus können dann Erkrankungen wie Depressionen, Arthrose, Neurodermitis, Allergien, Asthma, Schuppenflechte, chronische Nebenhöhlenentzündung bis zu Magen-Darmerkrankungen wie Colitis ulcerosa und Morbus Crohn und sogar Multiple Sklerose entstehen.

Zwar sind Pilze nicht an allen Krankheiten schuld, aber sie spielen häufig in die verschiedensten Krankheitsbilder hinein. Und trotzdem wird die Bedeutung einer Pilzinfektion immer noch viel zu sehr unterschätzt.

Das Beschwerdebild bei einer Pilzinfektion kann sehr unterschiedlich ausfallen und hängt von der individuellen Konstitution ab. Meistens äußert sich der Pilzbefall durch Bauchbeschwerden wie krampfartige Schmerzen, Völlegefühl, Blähungen und Wechsel von Durchfall und Verstopfung. Aber auch eine chronische Infektanfälligkeit, psychische Veränderungen wie Aggressivität bis zu Herzrhythmusstörungen, extreme Müdigkeit und Heißhunger auf zucker- und stärkehaltige Nahrungsmittel können ihre Ursache in Pilzen haben. Und wie bereits erwähnt, auch Depressionen gehen nicht selten mit Pilzbelastungen einher.

Im Stoffwechsel zeigen sich oft Störungen in einem Zink- und Eisenmangel, denn Pilze benötigen diese Mineralien für ihren eigenen Stoffwechsel. Die Folgen können Haarausfall, Hautprobleme und brüchige Fingernägel sein. Dies erklärt dann die häufig kombiniert auftretenden Beschwerdebilder wie beispielsweise Depressionen plus Haarausfall.

Pilze sind auf die Existenz von organischem Kohlenstoff angewiesen, da sie nicht in der Lage sind, selbst Kohlenhydrate aufzubauen. Aus diesem Grund ernähren sie sich am liebsten von Einfachzuckern wie Fruchtzucker und Traubenzucker. Werden sie damit ausreichend gefüttert, können sie sich in einer Stunde mehrmals verdoppeln.

Die besonders einfach verwertbaren Kohlenhydrate stecken in folgenden Nahrungsmitteln:

Fruchtzucker, Traubenzucker, Honig, Süßigkeiten (!!) einschließlich Schokolade, Obst, Obstsäfte, Alkohol, Marmelade, Reis, Rohr- und Rübenzucker, gesüßte Getränke wie Limonade und Cola.

Achten Sie unbedingt auch auf die versteckten Zucker. Gerade bei Fertigprodukten sind meistens sehr viel größere Zuckermengen enthalten als Sie vermuten. Lesen Sie die Packungsbeilagen gründlich und achten Sie auf die verschiedensten Begriffe, mit denen das Wort ‚Zucker' heutzutage gerne umschrieben wird wie Glukose, Saccharose, Fruchtzucker, Dextrose, Maltodextrin.

Weichen Sie nicht auf Zuckerersatzstoffe aus wie beispielsweise Aspartam. Dieser Zuckerersatzstoff steht unter Verdacht, gesundheitsgefährdend zu sein und besonders das Gehirn anzugreifen. Früher wurde Aspartam übrigens eingesetzt, um Waffen herzustellen.

Außerdem sollten gemieden werden: Kaffee, hefehaltige Nahrungsmittel wie Gebäck, Brot, Bier und vegetarische Brotaufstriche. Einige Therapeuten empfehlen außerdem, auf Kuhmilchprodukte zu verzichten.

Das beste natürliche antimykotische Mittel ist Knoblauch. Zerkleinern Sie morgens ein oder zwei Knoblauchzehen, mischen Sie diese mit zwei Esslöffeln Olivenöl und vier Esslöffeln Zitronensaft und füllen Sie alles zusammen mit Wasser in ein 200 ml-Glas. Dieses Getränk kostet ein bisschen Überwindung, und der Knoblauchgeruch bleibt Ihnen den ganzen Tag erhalten.

Erlaubt sind, falls keine Allergien oder Unverträglichkeiten bestehen:

Huhn, Fisch, Rindfleisch, Lamm, Gemüse, Gartenkräuter, Vollkornbrot in gemäßigtem Umfang, Spinat, Eier, Salat, Zitronen, Grapefruit (eine pro Tag).

Von folgenden erlaubten Nahrungsmitteln sind einige förderlich für den Darm:

Sauerkraut, Kohl, Spinat, Petersilie, Zitronensaft, Knoblauch, Brokkoli, Ingwer, Papaya, Rosenkohl, Ananas, scharfer Chili.

Beim Verzehr dieser Lebensmittel muss natürlich berücksichtigt werden, ob Allergien oder Intoleranzen vorliegen.

Vielleicht ist Ihnen das Thema ‚Candida' gar nicht so neu und Sie haben schon mehrfach Antipilztherapien durchgeführt, aber nach kürzester Zeit stand der Candida schon wieder vor der Tür?

Informierte Therapeuten berücksichtigen gerade bei diesen vermeintlich therapieresistenten Fällen die neuesten Erkenntnisse, nach denen die Ursache einer Candidainfektion in einer unerkannten Schwermetall-Belastung zu sehen ist. Deshalb empfehlen sie, bei einem Candida-

Verdacht gleichzeitig auch nach einer Schwermetallbelastung zu suchen. Dieser anscheinend immer noch recht unbekannte Ansatz in der Candidatherapie eröffnet somit wichtige Perspektiven, um die Pilzbelastung erfolgreich und dauerhaft zu behandeln.

Dass die Ursache von Candidainfektionen in einer chronischen Schwermetallvergiftung liegen kann, hat der ärztliche Leiter der Schweizer Paracelsus-Klinik in Lustmühle bei St. Gallen, Dr. Thomas Rau, in mehrjährigen Forschungen entdeckt.

Bei zahlreichen Untersuchungen von Candida-Betroffenen wurden Schwermetallbelastungen festgestellt, insbesondere lag immer ein hoher Quecksilberwert zugrunde. Weitere Belastungen durch Schwermetalle entstehen unter anderem durch Palladium, Gold, Nickel, Zinn, Blei und Kupfer.

Ausführliche Informationen über den Candida lesen Sie in dem Buch ‚Neue Lebensenergie ohne Candida', erhältlich bei:
www.Leben-ohne-Candida.de

Die Leber

Depressionen und die Leber hängen viel enger zusammen als vielfach bekannt. Dies war zwar schon vor mehreren hundert Jahren bekannt, als man anstatt des Begriffs ‚Depression' Melancholie sagte, aber in der heutigen Zeit wird auf diese Erkenntnisse kaum noch eingegangen.

Das Wort ‚Melancholie' kommt aus dem Griechischen und bedeutet schwarze Galle (melaina = schwarz, chole = Galle). Man ging schon damals davon aus, dass die Organe durch schlechte Säfte vergiftet werden. Besonders Hildegard von Bingen vertrat diese Meinung und empfahl als einen ihrer wichtigsten Therapiebausteine, den Körper von ‚schlechten Säften zu befreien', damit er nicht vergiftet wird.

Sehr häufig entstehen Depressionen aufgrund einer funktionseingeschränkten Leber. Diese Depressionsart wird auch als leberbedingte Depression bezeichnet. Allerdings wird sie leider in der Praxis viel zu wenig berücksichtigt bzw. nicht untersucht.

Die Leber wird häufig als ein eher untergeordnetes Organ betrachtet. Ihr wird erst mehr Aufmerksamkeit geschenkt, wenn sie sich mit massiven Beschwerden bemerkbar macht. Und das kann sehr lange dauern, weil erst in sehr fortgeschrittenen Stadien deutliche Körperreaktionen auf eine Leberbelastung hinweisen. Dies wird darauf zurückgeführt, dass die Leber vieles kompensieren kann und in der Lage ist, sich selbst zu regenerieren. Erst wenn zwei Drittel ihres Gewebes zerstört sind, versagt sie ihren Dienst komplett.

Da die Leber keine Schmerzen verursacht und schulmedizinische Laborparameter erst sehr spät darauf hinweisen, dass die Leber in ihrer Funktion eingeschränkt ist, wird eine leberbedingte Depression oft nicht entdeckt.

Diese beginnt immer schleichend und äußert sich zunächst durch Antriebslosigkeit und extreme Müdigkeit, die besonders nach üppigen Mahlzeiten auftritt, so dass man am liebsten ein Mittagsschläfchen halten möchte. Auch Schlafstörungen, die meistens nachts immer wieder um die gleiche Uhrzeit auftreten und innere Unruhe können auf eine eingeschränkte Leber hinweisen.

Dass die Leber eng mit Depressionen zusammenhängen kann, zeigt sich auch immer wieder bei Alkoholikern und medikamentenabhängigen Patienten. Viele abhängigkeitserkrankte Personen sind neben ihrer Grunderkrankung zusätzlich von Depressionen betroffen. Erstaunlicherweise verschwinden die Depressionen meistens von ganz allein, sobald die Patienten dem Alkohol bzw. den Medikamenten entsagen. Dadurch allein erfährt die Leber eine enorme Entlastung und kann sich regenerieren.

Wie bereits erwähnt, fehlen in der schulmedizinischen Diagnostik zuverlässige Möglichkeiten, um schon frühzeitigere Einschränkungen der Leber festzustellen. Langfristig ist die Leberfunktionsstörung an dem so genannten Gamm-GT-Wert zu erkennen, ein Marker, der auf Zellschädigung und Zelluntergang hinweisen kann.

Da zu Beginn einer Leberbeeinträchtigung aber noch keine Zellschädigungen zu verzeichnen sind, sondern vielmehr ‚nur' Grieß, Steine und Schleim die Leber-Gallen-Gänge überladen, greift dieses Diagnoseverfahren nicht für beginnende Leberschädigungen. Auch durch herkömmliche Blutwerte lässt sich eine bereits verschleimte und durch Abfall überladene und somit beeinträchtigte Leber nicht frühzeitig feststellen. Die verfügbaren labordiagnostischen Parameter weisen erst auf eine Leberstörung hin, wenn eigentlich schon ‚Gefahr im Verzug' ist und ein ganz dringender Handlungsbedarf besteht.

Als derzeit einziger bekannter Hinweis resultierend aus einer Blutuntersuchung auf eine zwar nicht kranke, aber bereits geschwächte Leber gilt ein erhöhter Cholesterinwert oder Triglyzeridespiegel. Dies wird darauf zurückgeführt, dass eine träge Leber weniger Gallensaft produziert. Hierfür wird Cholesterin benötigt, denn Cholesterin ist die Basissubstanz für die Bildung von Gallensaft. Wird jedoch weniger Cholesterin für die Gallensaftproduktion gebraucht, können sich die Cholesterinwerte im Blut erhöhen.

Während mit der Einnahme von cholesterinsenkenden Medikamenten zwar die Werte reduziert werden können, führen sie aber gleichzeitig zu einer zusätzlichen Leberbelastung. Hingegen ist es mit leberentlastenden Präparaten möglich, nicht nur die Leber zu unterstützen, sondern gleichzeitig auch den Cholesterinwert wieder auf ein altersgemäßes Niveau zu senken. Dies sind Erfahrungen aus der Naturheilkunde, die von zahlreichen Heilpraktikern umgesetzt werden.

In der ganzheitlichen Medizin gibt es mehrere Möglichkeiten, um eine Leberschwäche zu identifizieren. Verschiedene Diagnostikmöglichkeiten wie beispielsweise Bioresonanz, Kinesiologie, ETA-Scan und Irisdiagnostik werden in der Naturheilkunde eingesetzt. Das Diagnostikspektrum der alternativen Medizin ist sehr umfangreich, deswegen kann an dieser Stelle nicht auf alle eingegangen werden.

Mit einem Bluttest kommt man außerdem der Entgiftungskapazität der Leber auf die Spur. Dies geschieht durch einen so genannten Leber-Detoxtest, bei dem die Leberaktivität in den Entgiftungsphasen 1 und 2 überprüft wird. Hiermit kann festgestellt werden, wie es mit der Entgiftungsleistung der Leber bestellt ist. Hier kann eine genetische Disposition zugrunde liegen, bei der die erste oder zweite Phase gestört ist. Es kann aber auch die Abstimmung dieser beiden Phasen untereinander gestört sein. Veränderungen im Genbereich der an den beiden Entgiftungsphasen beteiligten Enzyme können zu einer mangelhaften Entgiftung führen.

Wenn es um die Entgiftungskapazität geht, wird auch die Überprüfung der Glutathion S-Transferase häufig herangezogen. Bei den Glutathion-transferasen handelt es sich um ein Enzym, das eine wichtige Rolle bei der Entgiftung spielt. Besonders bei der Entgiftung von Schwermetallen wie Quecksilber, Blei, Cadmium und anderen Bestandteilen, die unter anderem von Dentalmetallen, Wasserleitungen und Lebensmitteln in den Organismus gelangen, ist Glutathion eine der wichtigsten Substanzen, die der Körper zur Entgiftung benötigt.

Aber auch bei verschiedenen Krebserkrankungen, alkoholisch bedingter Leberzirrhose, Endometriose und cystischer Fibrose sollte ein ausreichener Glutathionspiegel vorhanden sein.

Bei einer gestörten und damit unzureichenden Entgiftungskapazität des Körpers verbleiben hochtoxische Stoffe im Organismus wie unter anderem Schwermetalle, Stoffwechselabbauprodukte, Medikamenten-Rückstände und viele mehr. Als Konsequenz reichern sie sich im Körper an und führen zu einer hochgradigen Schwächung des Immunsystems mit weitreichenden Folgen.

Wenn es um die Entgiftung geht, ist die Leber neben den Nieren unser zentralstes Stoffwechselorgan. Sie ist dafür zuständig, den Organismus vor schädlichen Substanzen zu schützen. Mit ihrer blutreinigenden Tätigkeit ist sie ein Schlüsselorgan unseres Körpers wie kein anderes und in ihrer Funktion noch lebenswichtiger als ihre Schwester-entgiftungsorgane, die Nieren. So ist sie den Nieren auch überlegen bei dem Abbau von Säuren. Die Leber baut pro Stunde so viele Säuren ab wie die Nieren am ganzen Tag.

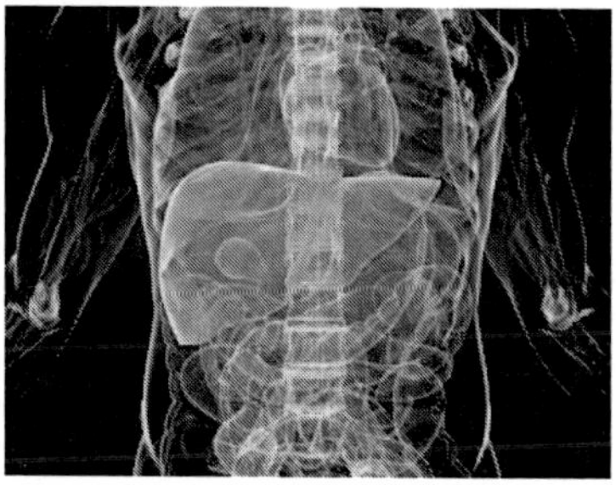

Darüber hinaus ist die Leber der Hauptsitz unserer Lebensenergie und Schaffenskraft. Kann sie nicht ihre kompletten Funktionsfähigkeiten ausüben, macht sich dies nicht durch körperliche Schmerzen bemerkbar, weil Lebergewebe selbst nicht weh tut. Es sind in Extremfällen die Leberkapseln, die Schmerzen verursachen. Meistens sind es aber Schmerzen, die aufgrund einer vergrößerten Leber entstehen, die auf umliegende Organe drückt.

Andere Schmerzen entstehen durch die Gallenblase, die besonders nach dem Verzehr bestimmter – meist fetthaltiger Mahlzeiten – zieht, piekt oder richtig schmerzt.

Eine geschädigte Leber macht sich vielmehr durch Müdigkeit, Erschöpfung, Magendrücken, Unverträglichkeit von verschiedenen Nahrungsmitteln, Leistungsabfall, Traurigkeit bis hin zu Depressionen bemerkbar. Man sagt nicht ohne Grund: der Schmerz der Leber ist die Müdigkeit.

Und bei bestimmten Depressionsarten kann oft mit einer Lebertherapie sehr erfolgreich geholfen werden.

Leider ist viel zu unbekannt, dass Depressionen aufgrund von chronischen Vergiftungen entstehen können. Wird der aufgrund einer Vergiftung depressiv gewordene Patient entgiftet, verlieren sich in diesen Fällen die Depressionen von ganz allein – ohne Psychopharmaka und Psychotherapie.

Psychopharmaka wären in diesen Fällen sogar kontraproduktiv, weil die ohnehin geschädigte und überlastete Leber mit weiteren abzubauenden Medikamenten überfrachtet würde.

Bei der heute alltäglichen Stressbelastung und Ernährungsweise mit Zucker, Schokolade, fettigen und frittierten Lebensmitteln, Kaffee, Alkohol, Nikotin, Umweltschadstoffen wie Giftstoffen aus der Luft und dem Wasser, chemischen Pflanzenschutzmitteln, synthetischen Lebensmittelzusatzstoffen, und leichtfertiger Medikamenteneinnahme ist es auch nicht verwunderlich, dass unser wichtigstes Entgiftungsorgan schnell und auch schon in jungen Jahren an seine Belastungsgrenzen gelangt.

Dachte man früher bei einer Leberbeeinträchtigung eher an einen zu hohen Alkoholkonsum, so sind es heute vielmehr die alltäglichen Lebensumstände einschließlich der leberbelastenden Ernährung und Umweltschadstoffe, die der Leber das Leben schwer machen.

Auch emotionale Belastungen können der Leber schwer zusetzen und sie in ihrer Aktivität stark einschränken. Wie kaum ein anderes Organ reagiert die Leber auf Stress, Angst, Groll, Wut, Ärger und psychische Belastungen. So kommen viele althergebrachte Lebensweisheiten nicht von ungefähr, wenn man sagt: ‚Ihm ist die Galle übergelaufen', ‚Ihm ist eine Laus über die Leber gelaufen', ‚Er spuckt Gift und Galle' oder ‚Er hat einen galligen Gesichtsausdruck'.

Wenn sich die Leberbelastung schließlich bemerkbar macht, ist es meist schon allerhöchste Zeit, tatsächlich einzugreifen und sie in ihren Aktivitäten zu unterstützen.

Aber wie bereits gesagt: Das Problem ist, dass mit herkömmlichen schulmedizinischen Diagnoseverfahren eine Leberbelastung leider erst sehr spät festgestellt werden kann. Und nach wie vor gilt für viele Patienten nur die schulmedizinische Meinung.

Da zählt auch leider oft nicht, dass einige medizinische Erkenntnisse bereits vor einigen tausend Jahren gewonnen wurden. Denn blickt man beispielsweise auf die chinesische Medizin, so könnte man hieraus eine sehr wertvolle einfache Diagnosemöglichkeit verwenden, um eine Leberschwäche festzustellen.

In der Traditionellen Chinesischen Medizin (TCM) diagnostiziert man seit vielen Tausend Jahren anhand der Zunge. So weisen nach der TCM seitliche Zahnabdrücke auf der Zunge auf eine Leberbelastung hin. In chinesischen Kliniken wird auch heute noch die Zungendiagnostik als Basisdiagnoseverfahren verwendet. Und werden Zahnabdrücke festgestellt, bekommt der Patient sofort leberunterstützende Präparate.

Weitere stille und weitgehend unbekannte Hinweise auf eine Leberbelastung können auch unverträgliche Nahrungsmittel sein, viel

Luft im Bauchraum, häufige Übelkeit, Aufstoßen und Schmerzen in den Schulterblättern.

Ein weiterer Hinweis auf eine Leberstörung kann ebenso das Vorhandensein von Gallensteinen sein. Eine geschwächte Leber produziert nicht nur weniger Gallensaft, sondern die Zusammensetzung dieses Saftes ist auch anders und kristallisiert schneller, was wiederum die Bildung von Gallensteinen fördern kann. Somit ist es sinnvoll, bei Gallensteinen auch die Funktionsfähigkeit der Leber zu überprüfen. Dabei sollte berücksichtigt werden, dass per Ultraschall jedoch nicht alle tatsächlich vorhandenen Gallensteine sichtbar gemacht werden können.

Was Schulmediziner immer wieder sprachlos werden lässt, ist das Ergebnis von Leberreinigungen nach der bekannten Medizinerin Dr. Hulda Clark. Denn mit dieser Methode ist es tatsächlich möglich, Gallensteine aus der Gallenblase herauszubekommen – ganz ohne Operation und mit Erhalt der Gallenblase. Wie dies funktioniert, erfahren Sie in dem Kapitel ‚Leberreinigung nach Dr. Hulda Clark'.

Aber zurück zur Leberschwäche. Neben diesen diversen Möglichkeiten, eine Leberschwäche aufzuspüren, gibt es noch eine weitere, und zwar die der Lebersternchen. Dies sind Erweiterungen von Hautgefäßen bei Leberkranken. Sie sind als kleine rote Pünktchen überwiegend sichtbar im Gesicht, am Hals, am Kopf und am Oberkörper. Diese roten Male sind sternförmig angereiht und bestehen aus einer zentralen Arterie.

Die Leber hat durchschnittlich ein Gewicht von 1,5 Kilo und ist die größte Drüse des Menschen. In nur 24 Stunden – also jeden Tag – werden mehr als 600 Liter Blut von ihr filtriert. Bisher sind 600 Funktionen bekannt, die jede einzelne Leberzelle zu erfüllen hat. Man geht davon aus, dass die Anzahl der Funktionen aber sogar noch wesentlich höher ist. Die Leber erhält durch das Pfortadersystem der Verdauungsorgane die aufgenommenen Nährstoffe, aber auch Schadstoffe und Erreger. Hierzu gehören auch die Konservierungs- und Spritzmittel, die Medikamente und chemischen Lebensmittelzusätze wie Konservierungsstoffe, Aromen, Farbstoffe, Trägerstoffe und so vieles mehr.

Auch die eigenen, vom Körper produzierten Giftstoffe, die unter anderem durch die Verdauungsprozesse entstehen, muss die Leber verarbeiten und neutralisieren. Je mehr die Verdauungskraft des Körpers jedoch beeinträchtigt ist, desto mehr ist somit auch die Leber belastet. Verläuft die Verdauung nicht reibungslos, bilden sich besonders im Darm beispielsweise durch Gärungsprozesse und Fuselalkohole zusätzliche Giftstoffe, die die Leber ebenfalls entsorgen muss.

Eine Unterstützung der Leber sollte aus einer leberschonenden und leberaufbauenden Ernährung bestehen, aber sie muss auch mit unterstützenden Präparaten wie beispielsweise Mariendistel, Löwenzahn, Bitterstoffen oder der homöopathischen TMS-Lösung in der Potenz D33 nach Müller-Burzler und physikalischen Anwendungen wie Leberwickel begleitet werden. Wird dies konsequent durchgeführt, bessern sich die Symptome in vielen Fällen. Besonders Patienten mit lähmender Müdigkeit und depressiven Verstimmungen staunen oft über die schon nach kurzer Zeit auftretende neue Lebensenergie.

Leberreinigung nach Dr. Hulda Clark

Die Leberreinigung ist eine hervorragende Möglichkeit, sich von Gallenstein und -gries zu befreien, ohne die Gallenblase operativ entfernen zu lassen. Für schulmedizinisch ausgerichtete Therapeuten ist dies immer noch eine unvorstellbare Möglichkeit, aber ich habe sie mittlerweile selbst schon 10 mal durchgeführt und wahre Wunderwerke an Gallensteine hervorgebracht.

Diese Leberreinigung wird zwar nach Dr. Hulda Clark benannt, aber eigentlich ist nicht sie die Erfinderin, sondern sie ist vielmehr diejenige, die diese Therapievariante wieder in die Öffentlichkeit gebracht hat. Die Leberreinigung wurde schon vor mehreren Jahrhunderten durchgeführt, was schon darauf hindeutet, dass sie mit sehr einfachen Mitteln zu praktizieren ist.

Mit dieser Reinigung entfernt man nicht nur die Gallensteine, die sich gerade in der Gallenblase befinden, sondern man gibt den verbleibenden Gallensteinen, die sich noch in der Leber befinden, die Möglichkeit, nachzurutschen.

Frau Dr. Clark empfahl immer, vor der Leberreinigung eine Nierenreinigung durchzuführen, ob man dies tatsächlich macht, muss letztendlich jeder für sich entscheiden.

Empfehlenswert ist aber unbedingt, die Reinigung am Wochenende durchzuführen. So kann man sich am nächsten Tag erholen. Denn anstrengend ist die Leberreinigung auf jeden Fall.

Essen Sie zunächst ein fettfreies Frühstück und Mittagessen. Hier eignen sich unter anderem Brot, gedünstetes Gemüse, Getreideflocken und Obstsaft. Durch die fettfreien Mahlzeiten kann sich Galle ansammeln und sich ein Druck in der Leber aufbauen. Denn je höher der erzeugte Druck ist, desto mehr Gallensteine können ausgeschieden werden.

Sie benötigen für die Reinigung:

Bittersalz	4 Esslöffel
Olivenöl	125 Milliliter
Grapefruit	Eine große oder zwei kleine, so dass diese 170 bis 190 Milliliter Saft ergeben
1 Strohhalm	

Die genaue Einhaltung der nachfolgend angegebener Zeiten ist wichtig, um möglichst viele Gallensteine auszuscheiden.

Weichen Sie nicht mehr als zehn Minuten von diesem Zeitplan ab.

14.00 Uhr

Essen und trinken Sie ab jetzt nichts mehr, denn sonst kann sich dies später durch Unwohlsein oder zu wenige ausgeschiedene Gallensteine äußern.

Vermischen Sie nun vier Esslöffel Bittersalz in insgesamt 800 Milliliter Wasser in einem Gefäß, das Sie anschließend im Kühlschrank abstellen, um einen besseren Geschmack zu erzeugen. Zur Geschmacksverbesserung kann direkt vor dem jeweiligen Verzehr ein Achtel Teelöffel Vitamin C hinzugefügt werden.

Diese Bittersalzlösung ergibt insgesamt vier Portionen, die zu den nun folgenden Uhrzeiten getrunken werden.

18.00 Uhr

Trinken Sie jetzt eine Portion (200 Milliliter) der kalten Bittersalzlösung.

Richten Sie nun das Olivenöl-Grapefruit-Getränk her und stellen es anschließend in den Kühlschrank. Geben Sie hierfür 125 ml Olivenöl in das ausreichend große Trinkglas.

Pressen Sie anschließend die Grapefruit aus und gießen Sie den Saft in den Messbecher. Hier sollten Sie mindestens 125 ml, aber besser noch 190 ml Saft, erhalten. Das Fruchtfleisch entfernen Sie, bevor Sie den Saft in den Messbecher gießen.

Jetzt gießen Sie den ausgepressten Grapefruitsaft in das große Trinkglas, indem bereits das abgemessene Olivenöl wartet.

Rühren Sie nun mit einem Milchschaumschläger diese Mischung wenige Minuten und verschließen Sie anschließend das Trinkglas mit einer Frischhaltefolie. Nun stellen Sie das Glas in den Kühlschrank.

20.00 Uhr

Trinken Sie jetzt die nächste Bittersalzlösung (200 Milliliter).

Nehmen Sie anschließend das Olivenöl-Grapefruit-Getränk aus dem Kühlschrank, damit es sich auf Zimmertemperatur erwärmen kann.

21.45 Uhr

Jetzt machen Sie sich fertig für Ihr Bett. Putzen Sie Ihre Zähne, gehen Sie nochmals zur Toilette und stellen Sie das Olivenöl-Grapefruit-Getränk neben Ihr Bett.

22.00 Uhr

Trinken Sie nun das Olivenöl-Grapefruit-Getränk mit einem dicken Strohhalm innerhalb von fünf Minuten im Stehen und legen sich direkt danach ins Bett und zwar ganz flach auf den Rücken. Der Kopf ist etwas hochgelagert.

In den nächsten zwanzig Minuten sollten Sie sich möglichst nicht bewegen. Vielleicht spüren Sie, wie sich jetzt die Steine wie Murmeln durch die Gallengänge bewegen.

Je konsequenter das Trinken und Hinlegen geschieht, desto größer wird der Steinerfolg am nächsten Morgen.

Es ist empfehlenswert, gleichzeitig mit dem Olivenöl-Grapefruit-Getränk ein schlafförderndes Präparat einzunehmen, um nicht eine der unangenehmsten Nächte seines Lebens zu erleben. Frau Dr. Clark empfahl hierfür vier Kapseln der Aminosäure Ornithin. Wer eine Histaminintoleranz hat, wird diese aber wahrscheinlich nicht vertragen, und sollte andere Präparate zur Schlafförderung wählen.

Am nächsten Morgen (nicht vor 6 Uhr):

Trinken Sie nach dem Aufwachen die dritte Portion Bittersalz. Warten Sie mit dem Verzehr, wenn Sie Übelkeit oder eine Magenverstimmung verspüren. Wenn Sie möchten, legen Sie sich nach dem Trinken wieder ins Bett und schlafen noch zwei Stunden.

Zwei Stunden später:

Jetzt trinken Sie die vierte und damit letzte Portion Bittersalz. Auch nach diesem Getränk dürfen Sie weiterschlafen.

Nach weiteren zwei Stunden:

Sie können jetzt endlich etwas essen. Beginnen Sie mit Obst- oder Gemüsesaft. Eine halbe Stunde später können Sie Obst essen und eine weitere Stunde später können Sie eine leichte fettfreie Mahlzeit essen.

Spätestens nach dem Trinken der vierten Bittersalzlösung wird Durchfall auftreten. Mit Hilfe einer Taschenlampe können Sie sich auf die Suche nach den Gallensteinen begeben.

Dabei kommen braune und grüne Steine zum Vorschein und auch immer sehr viel Gries. Auch der Gries ist nicht zu unterschätzen. Denn würde dieser nicht aus der Galle bzw. Leber entfernt, könnten sich hieraus Gallensteine bilden.

Da der Darm mithilfe des Bittersalzes gereinigt wurde, können Sie ziemlich sicher sein, dass die ausgeschiedenen Resultate während des Durchfalls keine Verdauungsreste, sondern tatsächlich die Gallensteine sind.

Es ist ziemlich normal, wenn man morgens noch schwach auf den Beinen ist. Bis zum Abend fühlt man sich aber meistens wieder ganz normal.

Im Laufe der nächsten Tage und Wochen werden nun weitere Gallensteine aus dem hinteren Teil der Leber nach vorne wandern. Je nach Beschwerdebild ist es sinnvoll, diese Leberreinigung in regelmäßigen Abständen von etwa 4 Wochen durchzuführen. Kommen dann irgendwann nach einer Reinigung kaum noch Steine zum Vorschein, kann die Reinigung zweimal jährlich durchgeführt werden.

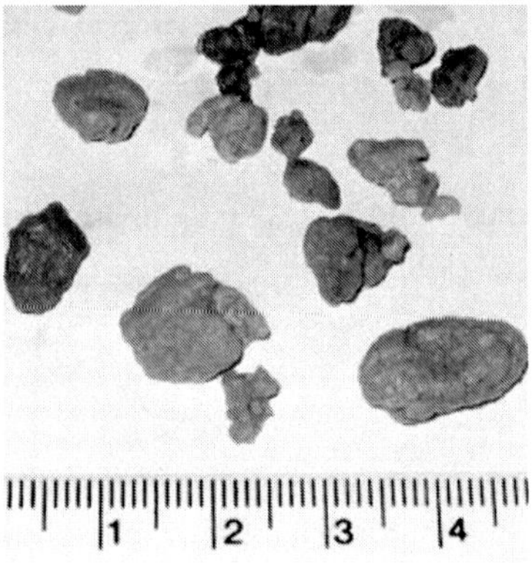

Gallensteine nach der Leberreinigung

Vermeiden von Schadstoffen

Schadstoffe umgeben uns heutzutage in einem Umfang, wie es nie zuvor in der Geschichte der Menschheit der Fall war. So entstehen bestimmte ‚moderne' Erkrankungen nicht zufällig, sondern stehen in engem Zusammenhang mit den Belastungen der heutigen industrialisierten Umwelt, die geprägt ist durch Zigarettenqualm, Auto- und Industrieabgase, belastetes Trinkwasser, Pestizide, Schwermetalle in Gemüse, Fisch und Zahnersatz, Medikamente und vieles mehr.

Es ist kaum noch möglich, diesen Belastungen komplett auszuweichen. So ist es empfehlenswert, zumindest die Schadstoffe zu meiden, die man selbst beeinflussen kann.

Nachfolgend erhalten Sie einige wichtige Tipps, wie Sie bewusst einigen Schadstoffen aus dem Weg gehen können.

- Reduzieren Sie die Einnahme von Medikamenten auf ein Minimum, besonders Antibiotika, Cortison und nichtsteroidale entzündungshemmende Präparate.

- Benutzen Sie natürlich hergestellte Kosmetikartikel. Lesen Sie die Inhaltsstoffe sorgfältig und bedenken Sie dabei, dass die Inhaltsstoffe, die Sie auf Ihrer Haut oder Haare verteilen, letztendlich auch in Ihren Körper gelangen.

- Vermeiden Sie Nahrungsmittel mit Zusatzstoffen und Konservierungsmitteln. Sie schädigen nicht nur die Darmflora nachhaltig, sondern sie sind oft auch nicht ausreichend getestet, als dass man sie als harmlos bezeichnen könnte. Sie sind zwar alle in ihrer Einzelwirkung erforscht, meistens jedoch nicht in Form der jeweiligen Cocktails, in denen sie in die Nahrungsmittel gemischt werden.

- Trinken Sie möglichst wenig oder gar keinen Alkohol, denn er ist eine toxische Substanz und eine schwere Belastung für die Leber.

- Kaufen Sie möglichst biologisch angebautes Gemüse und Obst. Pestizide und Herbizide sind eine starke Leberbelastung. Außerdem sind viele von ihnen kaum aus dem Körper herauszuleiten, weil sie fettlöslich sind und in den Zellen gespeichert werden können. Wie bei den Zusatz- und Konservierungsstoffen gilt auch hier, dass zwar die Einzelsubstanzen auf ihre Wirkung und mögliche Schädigungen getestet sind, nicht aber in den Kombinationen, in denen sie tatsächlich eingesetzt werden. In anderen Ländern gelten übrigens noch weit liberalere Pestizidstandards, so dass z.B. Paprika, Weintrauben und Äpfel aus südamerikanischen Ländern noch pestizidbelasteter sein können als heimische Früchte.

- Obwohl unser Leitungswasser als eines der saubersten der Welt angesehen wird, sollten Sie sich nicht in Sicherheit wiegen. Denn leider enthält es viele Substanzen, die den Körper zusätzlich belasten wie Chlor, Chemikalienrückstände, Schwermetalle und viele andere. Es ist sinnvoll, einen entsprechenden Wasserfilter an den Trinkwasserhahn anzubringen. Wenn Sie z. B. ein Wassergerät benutzen, das basisches Wasser herstellen kann, läuft aus einem zweiten Wasserschlauch das Wasser heraus, das mit Schadstoffen belastet ist. Es stinkt regelrecht nach Chlor und schmeckt wie Plastik.

Übrigens enthält Trinkwasser über 700 verschiedene Chemikalien, aber nur weniger als 200 von ihnen sind überhaupt auf ihre Schadstoffwirkung auf den menschlichen Organismus getestet. Und Langzeitwirkungen derartiger Schadstoffe sind häufig gar nicht in ausreichender Menge bekannt.

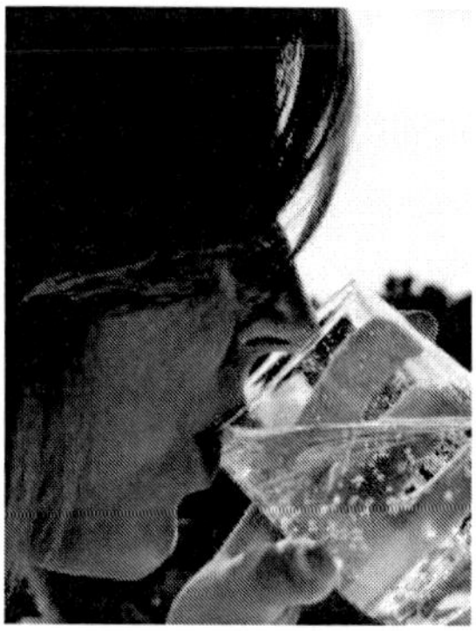

Wenn das Depriloch zuschlägt - Tipps für akute Phasen

Wenn Sie dieses Buch bisher kontinuierlich gelesen haben, ist Ihr Bild über Depressionen sicherlich ein ganz anderes als noch vor Ihrer Lektüre. Genau dies war auch meine Absicht.

Sollten Ihre Depressionen tatsächlich umweltbedingt sein, bin ich zutiefst davon überzeugt, dass Sie innerhalb von nur wenigen Monaten von Ihrer Seelenhölle erlöst werden können.

Aber auch diese Monate müssen Sie noch durchstehen, da auch in dieser Zeit immer mal wieder ein Depriloch zuschlagen kann.

Und sollte sich Ihre Depression nicht als umweltbedingt herausstellen, so beherzigen Sie trotzdem meine Ratschläge, denn sie können Ihnen wirklich gute Dienste leisten, wenn Sie mal wieder so richtig in Ihrem schwarzen Tunnel unterwegs sind.

Diese Depressionslöcher zu erleben, heißt auch, sie zu überleben. Und hierfür gilt es, gewappnet zu sein. Leider kündigen sich die Deprilöcher nicht an. Sie sind von jetzt auf gleich da, als ob ein Schalter im Gehirn umgelegt worden wäre.

Wer unter Depressionen leidet, wird also immer wieder mit schrecklichen Deprilöchern konfrontiert. Und die können je nach Schweregrad der Depression nicht nur unvorstellbar anstrengend sein, sondern auch sehr gefährlich werden. Umso wichtiger ist es, für diese Tiefphasen gut vorbereitet zu sein.

Verinnerlichen Sie sich die folgenden Tipps, denn sie sind in diesen dramatischen Situationen wirklich Gold wert. Sehen Sie sie einfach als Ihre ‚Krücken', an denen sie sich während dieser Deprilöcher festhalten können.

Dabei ist die wichtigste Prämisse: durchhalten und ablenken.

- Nehmen Sie Ihre Medikamente genauso ein, wie es Ihr Therapeut verordnet hat.

- Versuchen Sie, sich an diesen Tagen nicht so extrem zurückzuziehen, zumindest Ihr Partner sollte möglichst in Ihrer Nähe sein.

- Bringen Sie Ihre Gedanken zu Papier, denn das befreit Ihren Kopf und bedeutet eine große Erleichterung.

- Nehmen Sie ein Entspannungsbad, am besten mit einem basischen Badezusatz zum Entsäuern.

- Motivieren Sie sich, nicht den ganzen Tag im Bett oder auf der Couch zu verbringen.

- Essen Sie möglichst gesund und vermeiden Sie Alkohol, Nikotin und Kaffee, auch wenn es schwer fällt.

- Hören Sie auf Ihre innere Stimme und tun Sie sich etwas Gutes: Gehen Sie shoppen und gönnen Sie sich mal ein ganz besonderes

Kleidungsstück, fahren Sie mit dem Fahrrad durch die Natur oder gehen Sie zumindest spazieren.

- Denken Sie daran: Das Depriloch geht auch wieder vorbei, halten Sie durch und schmieden Sie schon mal aufmunternde Pläne für die Zeit nach dem Depriloch.

- Erinnern Sie sich daran, dass Sie aus dem letzten Depriloch ja auch herausgekommen sind.

- Halten Sie sich an diesen Tagen in Räumlichkeiten auf, die mit Vollspektrumlicht ausgestattet sind.

- Stöbern Sie in Ihrem Lieblingsfotoalbum.

- Wenn es wirklich ganz bedrohlich ist und Sie Suizidgedanken entwickeln, kontaktieren Sie Ihren Therapeuten oder eine regionale Beratungsstelle für suizidgefährdete Menschen oder eine psychiatrische Ambulanz in einer Klinik.

- Hören Sie Ihre Lieblingsmusik, aber nicht so traurige, die Sie womöglich noch weiter herunterzieht.
- Erinnern Sie sich an die schönsten Momente in Ihrem Leben wie die Geburt Ihres Kindes, Ihre Hochzeit, den unvergesslichsten Urlaub.

- Stellen Sie sich Ihren Traumstrand vor mit blauem Meereswasser, Palmen und schneeweißem Sand.

- Lenken Sie sich ab, hier helfen auch ganz banale Dinge wie fernsehen, im Internet surfen oder chatten.

- Denken Sie an Ihre Familie und motivieren Sie sich, für Ihre Liebsten dieses Depriloch überstehen zu wollen.

- Stellen Sie sich einen beeindruckenden Sternenhimmel vor: ein klarer Himmel ohne eine Wolke und mit faszinierenden Sternenbildern, in denen man seine Gedanken verlieren kann.

- Heulen Sie sich aus, denn das befreit Ihre Seele ganz enorm von dem riesigen Druck.

- Rufen Sie eine Person an, zu der Sie besonderes Vertrauen haben und bei der Sie sicher sind, dass Sie sie mental auffangen kann.

- Rufen Sie die Telefonseelsorge an. Dies geschieht völlig anonym und ist in der Regel rund um die Uhr möglich.

Tipps für nicht akute Phasen

Begleitend zur Therapie ist es sinnvoll, verschiedene Maßnahmen zu ergreifen, um die Depressionen abzumildern. Es gibt sehr viele Möglichkeiten und welche man hiervon wählt, ist von den individuellen Gegebenheiten und Vorlieben abhängig.

- Streichen Sie auch mal Pflichttermine aus Ihrem Kalender und machen Sie stattdessen etwas, was Ihnen Spaß macht.

- Legen Sie auch mal einen Gammeltag ein: Laufen Sie den ganzen Tag im Bademantel herum, lesen Sie einen romantischen Roman oder telefonieren Sie stundenlang mit Ihrer Freundin.

- Leben Sie Ihre Träume! Soweit Sie es sich finanziell erlauben können, verwirklichen Sie endlich Ihre Kindheitsträume.

  Machen Sie endlich den lang ersehnten Motorradführerschein, machen Sie die Kreuzfahrt durchs Mittelmeer, wagen Sie eine neue aufregende Haarfarbe oder lernen Sie Italienisch für Ihren nächsten Urlaub. Natürlich müssen es nicht nur die großen Träume sein, sondern setzen Sie auch einfach die kleinen Träume in die Tat um.

- Treiben Sie regelmäßig Sport, am besten dreimal wöchentlich. Wählen Sie eine Sportart, die Ihnen wirklich Spaß macht und die Sie nicht überfordert. Besonders geeignet sind Joggen, Radfahren und Aerobic.

- Hören Sie auf Ihren Körper, wenn er erschöpft ist. Gönnen Sie ihm die Ruhephasen, die er einfordert.

- Schlafen Sie ruhig mal aus, und zwar ohne ein anschließendes schlechtes Gewissen.

- Freuen Sie sich über Kleinigkeiten und nehmen Sie Selbstverständlichkeiten nicht für selbstverständlich. Das kann eine besonders schöne Rosenblüte in Ihrem eigenen Garten sein, aber auch ein Lächeln der Kassiererin im Supermarkt oder eine schöne Fernsehsendung am Abend.

- Interessieren Sie sich für Tiere? Dann erweitern Sie Ihre Familie mit einem Hund oder einer Katze. Therapeutisch besonders wertvoll sind Hunde, weil sie so intensiv in das eigene Leben integriert werden können wie ein Familienmitglied. Dabei ist ein Hund nicht nur als Streichel- und Schmusetier ideal, sondern er fordert seinen menschlichen Chef wie kein anderes Tier. So zwingt er sein geliebtes Herrchen, bei Wind und Wetter aus dem Haus zu gehen, anstatt auf der Couch kleben zu bleiben. Und Sie werden sehen: Plötzlich fällt es gar nicht mehr so schwer, bei Schnee und Eis und Wind und Regen mit seinem Vierbeiner vor die Haustür zu gehen. Für sein liebstes Haustier macht man doch schließlich fast alles.

- Wenn Ihnen Hunde und Katzen zu viel Verantwortung bedeuten, suchen Sie sich z. B. einen Nachbarn, mit dem Sie sich ein Tier gemeinsam anschaffen können. Oder wählen Sie stattdessen einen pflegeleichteren Mitbewohner wie einen Zwerghasen, ein Meerschweinchen oder einen Wellensittich. Zur Beruhigung und intensiven Entspannung eigenen sich Aquarien übrigens ganz hervorragend.

- Machen Sie kein Geheimnis aus Ihrer Erkrankung, denn das kostet Sie zusätzliche Kraft. So geben Sie außerdem Ihrem Umfeld die Möglichkeit, Ihnen helfen zu können.

- Genießen Sie die guten Phasen besonders intensiv.

- Legen Sie sich ein Hobby zu, bei dem Sie so richtig aufgehen und das Sie mit ganzer Leidenschaft betreiben können. Züchten Sie beispielsweise Rosen oder Zimmerpflanzen, lernen Sie Schachspielen, erlernen Sie ein Instrument, basteln Sie Segelflugzeuge oder machen Sie einen Segelschein.

- Machen Sie sich bewusst, dass Sie die Depressionen nicht bekommen haben, weil Sie persönlich versagt haben.

- Denken Sie nicht darüber nach, wie schlecht es Ihnen geht, denn dadurch geht es Ihnen nicht besser. Versuchen Sie, Auswege zu finden und evtl. störende äußere Faktoren zu verändern, die möglicherweise zu Ihrem desolaten Seelentief beigetragen haben wie z. B. die Wohnung oder Wohnumgebung, ein anstrengender Arbeitsplatz, der zu sehr belastet oder ein seltenerer Besuch bei der Schwiegermutter.

- Buchen Sie Ihren nächsten Jahresurlaub, denn damit setzen Sie sich ein positives Ziel, auf das Sie hinarbeiten und auf das Sie sich freuen können. Überlegen Sie, welches Land Sie schon seit Ihrer Kindheit bereisen möchten, dies aber bisher noch nicht in die Tat umgesetzt haben.

- Suchen Sie Kontakt zu Gleichgesinnten in Selbsthilfegruppen für Depressionen oder in Internetforen. Der Austausch mit Menschen, die ganz ähnliche Probleme haben wie Sie, wird Ihnen außerordentlich gut tun. So stellen Sie schnell fest, dass Sie nicht alleine sind und erfahren außerdem oft sehr wertvolle Tipps von Gleichgesinnten, wie sie mit ihren Depressionen umgehen, ihre besonders schlimme Phasen überstehen, welchem Therapeuten sie vertrauen und welche Behandlungen erfolglos waren.

- Gönnen Sie sich Wellnesstage für die Seele wie z. B. ein ausgiebiger Tag bei Ihrer Kosmetikerin oder ein Besuch in der Sauna, Infrarotkabine oder einer Schönheitsfarm. Aber auch ein Besuch in einem Klassikkonzert, im Zirkus oder ein ausgiebiges Abendessen mit dem Partner oder der besten Freundin können sich positiv auf das Wohlbefinden auswirken.

- Konzentrieren Sie sich auf die positiven Dinge in Ihrem Leben. Schieben Sie negative Gedanken zur Seite und freuen Sie sich über kleine Dinge des Lebens.

- Halten Sie sich tagsüber möglichst viel an der frischen Luft auf. Gehen Sie spazieren, fahren Sie Fahrrad oder walken Sie. So versorgen Sie sich nicht nur mit viel Sauerstoff, sondern tanken auch viel gesundes natürliches Tageslicht.

- Schmieden Sie Zukunftspläne wie einen Wochenendurlaub, ein Wiedersehen mit alten Freunden, einen neuen Job oder eine neue Wohnung. Setzen Sie sich dabei aber erreichbare Ziele, sonst sind Sie schnell frustriert, wenn sich Ihre Zukunftspläne nicht verwirklichen.

- Legen Sie sich eine Sammelleidenschaft zu. Sammeln Sie z. B. Kakteen, Miniaturautos, ausgefallene Steine bei ausgedehnten Spaziergängen, Clownfiguren oder irgendetwas, wozu Sie eine ganz persönliche Beziehung haben.

- Nehmen Sie die von Ihrem Therapeuten verschriebenen Medikamente regelmäßig ein und setzen Sie diese nur nach Rücksprache mit ihm wieder ab, auch wenn Sie den Eindruck haben, dass Sie die verordneten Präparate womöglich nicht vertragen.

- Strukturieren Sie Ihren Tagesablauf und setzen Sie sich dabei kleine, aber erreichbare Ziele.

- Umgeben Sie sich mit Menschen, die Ihnen gut tun und die Sie unterstützen. Besuchen Sie mit ihnen einen neuen Kinofilm oder eine Veranstaltung, auf der Sie sich wohlfühlen können und der sie schon mit Vorfreude entgegensehen können.

- Bewegen Sie sich möglichst viel, denn durch körperliche Aktivitäten wird das Glückshormon Endorphin gebildet.

- Stricken Sie sich einen Pullover für den nächsten Sommer. So haben Sie gleich zwei Ziele: der Pullover soll fertig gestellt werden und Sie freuen sich auf den nächsten Sommer, um den neuen Pullover tragen zu können.

- Reden Sie sich nicht ein, dass Sie Schuld an Ihrer Depression sind.

- Umgeben Sie sich mit den Menschen, die Ihnen gut tun und nicht mit denen, über die Sie sich immer wieder ärgern und Sie zu viel Energie kosten.

Umgang der Mitmenschen mit Depressionen

Als depressiver Mensch leidet man nicht nur enorm unter dieser bedrohlichen Erkrankung, sondern man wird zusätzlich noch mit sehr viel Unverständnis seiner Mitmenschen konfrontiert. Und da Depressionen auch heute noch tabuisiert werden und mit einem Stigma versehen sind, haben viele Betroffene Angst vor negativen Reaktionen aus ihrer Umgebung.

Aus Angst vor Vorurteilen und negativen Auswirkungen wie beispielsweise ein drohender Arbeitsplatzverlust oder Mobbing aufgrund der Erkrankung verschweigen die Betroffenen ihre Depressionen. Dies bedeutet allerdings eine weitere Belastung und enorme Anstrengung.

Depressionen werden von Nichtwissenden oft als Schwäche ausgelegt, als eine Erkrankung, die nur psychisch labile Menschen bekommen. Und in unserer so leistungsorientierten Gesellschaft haben es Personen mit einer derartig angesehenen Schwäche nun mal schwer. Also versucht man als Betroffener, so lang wie möglich seine Erkrankung zu verschweigen. Am liebsten sogar vor seinen eigenen Angehörigen.

Dieses Kaschieren ist geradezu typisch für unsere heutige Gesellschaft. Probleme werden so lange wie möglich übergangen, nach außen soll die heile Welt gespielt werden, bloß keine Schwächen eingestehen oder Krankheiten, die ein schlechtes Image haben. So werden depressive Personen oft zu guten Schauspielern und erlernen Kaschierungstaktiken, damit niemand etwas anmerkt.

So schaffen viele Betroffene zwar, keinen besonders glücklichen Eindruck zu vermitteln, aber eben auch keinen depressiven.

Dies geschieht ganz besonders in der Zeit, in der man selbst noch gar nicht weiß, was mit einem los ist. Denn wer von Depressionen heimgesucht wird, wacht nicht morgens auf wie mit einer Grippe und weiß sofort: aha, ich habe wohl Depressionen. Nein, dies ist ein langer, langer Weg.

Dabei kann gerade ein offener Umgang mit der Erkrankung helfen. Und zwar nicht nur den Betroffenen selbst, sondern auch den Mitmenschen. Besonders die Familie leidet sehr unter dieser Erkrankung, die ‚man nicht sieht und nicht greifen kann'. Somit belastet eine depressive Erkrankung nicht nur den Betroffenen selbst, sondern auch die ganze Familie und gute Freunde. Besonders der Partner wird sehr gefordert, wenn er den Alltag mit einem depressiven Menschen bewältigen muss.

Die größte Stütze ist der Partner, wenn er das Gefühl vermitteln kann, immer da zu sein und die Erkrankung auch als solche anerkennt. Schwierig wird es für beide Seiten, wenn es Vorwürfe ‚hagelt', man solle sich nicht so anstellen, nicht den ganzen Tag auf der Couch oder gar im Bett verbringen, und immer wieder dieses ‚Jetzt reiß dich doch mal zusammen'. Dies erzeugt letztendlich eine Mischung aus Druck und Verzweiflung, die den kranken Partner noch weiter hinein in sein Seelenloch befördern kann.

Es ist vielmehr ganz wichtig, der depressiven Person zu vermitteln, dass sie verstanden wird und ihre Erkrankung nicht anzweifelt. Es hilft ungemein, wenn der gesunde Partner gemeinsam mit zum Arzt geht, sich mit Literatur über die Krankheit beschäftigt und gemeinsam versucht, die Ursache der Depressionen herauszufinden.

Da der Partner in der Regel kein therapeutischer Fachmann ist, wird er sehr stark gefordert. So wird auch sein Leben möglicherweise komplett auf den Kopf gestellt. Dies wird schon allein dadurch bedingt, dass sich ein depressiver Mensch mit seiner Persönlichkeit so stark verändert, dass er dem Partner als ein ganz fremder Mensch daherkommen kann. Da sind die Probleme, den haushaltlichen Alltag zu bewältigen, vergleichsweise noch die kleinsten Herausforderungen.

Die Phasen, in denen die Depression mal wieder aus voller Wucht zuschlägt, sind nicht nur für den Betroffenen selbst eine unvorstellbare Höllenqual, sondern auch für den Partner eine Belastung unermesslichen Ausmaßes.

Er bemerkt voller Panik und Sorge, dass die Depression wieder eingetroffen ist, der Partner lethargisch im Bett liegt, kaum ansprechbar ist, soziale Kontakte völlig meidet, seinen Arbeitsplatz mal wieder auf unabsehbare Zeit nicht aufsuchen kann, die Hausarbeit liegen lässt und Telefongespräche nicht entgegennimmt. Das Schlimmste jedoch ist diese Hilflosigkeit. Man will unbedingt helfen, die depressive Phase zu überstehen, will dem kranken Partner zur Seite stehen, ihm am liebsten alle Lasten von den Schultern nehmen, aber man steht so machtlos und völlig verzweifelt vor dieser ganzen Situation, dass selbst gestandene Männer plötzlich in sich zusammenfallen können. Denn einen depressiven Partner zu betreuen, lässt einen schließlich nicht kalt. Und besonders belastend wird der gesunde Partner es empfinden, wenn er dann noch bei sich selbst auslösende Faktoren sucht und sich womöglich noch als (mit-)verantwortlich für die Depressionen sieht.

Auch an diesem Punkt – der völligen Hilflosigkeit und dem Sich-Alleinfühlen mit dem depressiven Partner – greifen therapeutische Unterstützungen überhaupt nicht. So hat nicht nur die depressive Person das Gefühl, im Stich gelassen zu werden, sondern dieses überkommt ebenso auch den Partner und andere Familienangehörige, sofern sie sich um den depressiven Menschen überhaupt kümmern.

Denn leider gibt es auch immer wieder die Erfahrungen, dass sich Familienangehörige und bisherige Freunde von dem depressiven Menschen abwenden, sich nicht kümmern und durch Abwesenheit glänzen. Dies bedeutet eine weitere Belastung für die depressive Person, wenn derartige menschliche Enttäuschungen noch zusätzlich zur Erkrankung hinzukommen.

Erst zu späteren Zeitpunkten wird es dem depressiven Menschen gelingen, sich mit dieser Situation auseinanderzusetzen und zu akzeptieren, dass man gerade in so bedrohlichen Lebenssituationen die wahren Freunde erkennt. Ein Aussortieren und ein Verschieben der Wertigkeiten ist die ganz natürliche Konsequenz, die man nach dem Überstehen der Erkrankung zieht. Es ist zwar ein sehr schmerzhafter Prozess, aber er scheint bei schwer erkrankten Menschen geradezu typisch zu sein.

Doch diese Entwicklung hat auch etwas Positives, denn es gesellen sich trotz Erkrankung auch neue Bekannte und Freunde in das Leben und werden mitunter zu einer intensiv empfundenen Lebensbereicherung. Es kann auch sein, dass man sich auf die wenigen übrig gebliebenen Freunde und Bekannten beschränkt und diese Freundschaften nun als viel wertvoller, weil zuverlässiger und tiefgründiger, empfindet.

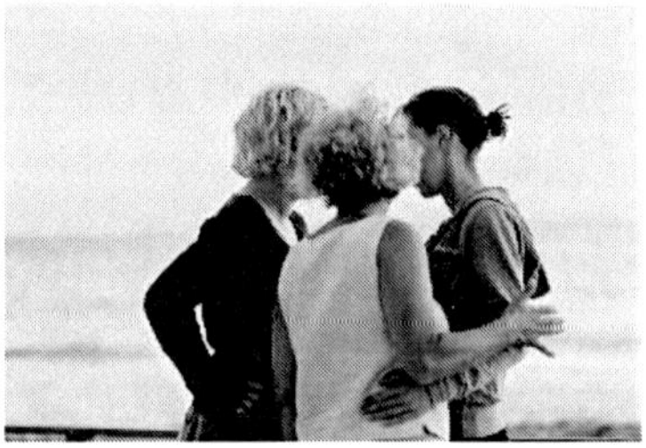

Irrtümer und Vorurteile

Um Depressionen ranken sich viele Irrtümer und noch mehr Vorurteile. Erst wer selbst plötzlich von Depressionen betroffen wird, stellt fest, dass sich Depressionen ganz anders anfühlen und lebensbedrohlicher sein können als vielfach bekannt ist.

Depressionen sind wie schlechte Laune

Depressionen sind ein Krankheitsbild, genauso wie Krebs, Rheuma und viele andere. Es handelt sich bei Depressionen nicht um eine schlechte Laune, Antriebs- und Lustlosigkeit. Mit gutgemeinten Aufmunterungen wie ‚Reiß dich mal zusammen' und ‚Sei doch nicht so faul' ist den Betroffenen nicht geholfen, denn aufgrund der biologischen Verfassung des Körpers kann der Betroffene nicht so aktiv sein wie gewünscht.

Nur labile Menschen bekommen Depressionen

Eine sehr verbreitete Meinung über Depressionen ist die, dass nur labile und empfindliche Menschen depressiv werden können. Da Depressionen häufig biologisch bedingt sind, ist dies falsch. Jeder kann Depressionen bekommen!

Depressionen sind keine Krankheit

Dieses Vorurteil hält sich ganz hartnäckig und ist möglicherweise darauf zurückzuführen, dass immer noch die gängige Meinung umhergeht, nach der nur labile und empfindliche Menschen Depressionen bekommen. Depressionen müssen behandelt werden, da sie sonst tatsächlich lebensbedrohlich werden können.

Depressionen sind immer psychisch bedingt

Dies ist eine Meinung, die leider häufig auch in vielen therapeutischen Praxen an der Tagesordnung ist. Dabei können Depressionen beispielsweise auch durch Umweltschadstoffe bedingt sein. Lesen Sie hierzu das Kapitel ‚Depressionen unter umweltmedizinischen Aspekten'.

Depressionen gehen von allein

Depressionen verschwinden nur in wenigen Fällen von ganz allein. Je extremer die Depression ausfällt, umso behandlungsbedürftiger ist sie.

Man merkt , wenn jemand Depressionen hat

Wenn jemand Depressionen hat, sieht man es ihm nicht zwangsläufig an. Selbst Therapeuten erkennen nicht immer, wenn ihr Patient an Depressionen erkrankt ist. Viele Betroffene versuchen mit aller Kraft, ihre

Depressionen zu kaschieren. So fällt womöglich zwar auf, dass sie ‚nicht gut gelaunt' sind oder unglücklich wirken, aber eine Depression lassen sie nicht vermuten.

Depressionen durch zu viel Stress

Wenn keine therapeutischen Ansätze gefunden werden, die als Auslöser für die Depressionen identifiziert werden können, wird häufig zu viel Stress als Grund angenommen. Zwar kann Stress Depressionen verstärken, aber als alleiniger Auslöser sollte Stress nicht gesehen werden. Dem widerspricht allein die Tatsache, dass auch sehr viele ältere Menschen an Depressionen erkranken und Depressionen als biologisch bzw. biochemisch bedingt gelten.

Einmal Depressionen – immer Depressionen?

Depressionen können erfolgreich behandelt werden, so dass sie auch endgültig geheilt werden können. Dabei gibt es mehrere Therapiemöglichkeiten, bei der letztendlich das Beseitigen der Ursache der Depressionen als besonders vielversprechend gilt.

Eine gute Partnerschaft verhindert Depressionen

Auch die beste Partnerschaft und ein gesundes soziales Netzwerk schützen nicht davor, an Depressionen zu erkranken. Zwar hilft ein verständnisvolles Umfeld beim Umgang mit der Erkrankung, aber ein Ersatz für professionelle Hilfe ist dies keinesfalls.

Nach den Depressionen

Ja, es gibt auch ein Leben nach den Depressionen. Wer diese zermürbende Erkrankung überstanden und überlebt hat, fühlt sich, als hätte man ihm einige oder sogar sehr viele Lebensjahre einfach genommen. Man empfindet sie als verlorene, unwiederbringliche Jahre, in denen das Leben keine Lebensqualität mehr hatte, in denen jeder neue Tag oft zur Qual wurde.

Menschen mit Depressionen, die sich mit aller Kraft zusammenreißen und fast unmenschliche Energie aufbringen müssen, um überhaupt ihren Alltag bewältigen zu können, sind äußerst starke Persönlichkeiten. Wer diese Krankheit in einem Stadium eines lebensbedrohlichen Zustands überlebt hat, der ist so schnell nicht mehr zu erschüttern. Sollten Sie trotz allem doch mal wieder in ein Stimmungstief geraten, machen Sie sich genau dieses bewusst!

Aber gehen Sie jetzt davon aus, dass die Depressionen Ihrer Vergangenheit angehören. Natürlich wird uns die vergangene Zeit immer wieder einholen, denn man kann nicht einfach auslöschen und ungeschehen machen, was man erlebt hat. Aber wenn tatsächlich (so wie bei mir) die Ursache der Depressionen gefunden und beseitigt wurde, dann steht dem ja nichts mehr im Wege, dass man endgültig von dieser Seelenkrankheit geheilt ist.

Starten Sie ab jetzt Ihr neues Leben!

Die Depressionen für immer zu überwinden, ist wie ein Geschenk. Das wird jeder sofort bestätigen, der diese Seelenqualen selbst erfahren hat.

Nach den Depressionen beginnt ein anderes, wertvolleres Leben. Die Freude über Kleinigkeiten und die Dankbarkeit für jeden guten Tag wachsen, die Lebensfreude wird intensiver, ja, das gesamte Lebensgefühl wird ein ganz anderes.

Und auch die Zukunftsangst verändert sich von ganz allein. Denn wer so am Abgrund gestanden hat, der verliert die Angst vor vielen Dingen. Was soll schließlich noch Schlimmeres kommen? So gesehen können die Depressionen eine gute Schule sein, um gestärkt und mit neuem Selbstbewusstsein in sein neues Leben zu starten.

Dass sich nach dem Überstehen der Erkrankung viele Lebenseinstellungen von depressiven Menschen verändern, ist geradezu eine logische Konsequenz. Man verändert sein Selbstbewusstsein, seinen Umgang mit seinen Mitmenschen und Therapeuten. Kurzum: man lässt sich nicht mehr so vieles gefallen, man sagt öfter ‚Nein' als in der Vergangenheit, man hört mehr auf seine innere Stimme, geht mit seiner Lebenszeit sorgfältiger um, wird insgesamt viel dankbarer, lebt bewusster und sucht sich die Mitmenschen, mit denen man seine Zeit verbringen möchte, viel sorgfältiger aus.

Sie werden Ihr jetziges Leben als besonders wertvoll empfinden und unglaublich stolz darauf sein, was Sie überstanden haben. Ihre depressive Vergangenheit hat Sie zu einem noch wertvolleren, tiefgründigeren Menschen werden lassen.

Sehen Sie diese Erfahrungen (so schrecklich sie auch gewesen sein mögen) als wertvolle Lebensbereicherung an, ohne die Sie nicht zu diesem gereiften Menschen gewachsen wären, der jetzt mit sich so im Einklang ist wie nie zuvor im Leben.

In diesem Sinne wünsche ich Ihnen alles erdenklich Gute für Ihr neues Leben.

Zur Autorin

Sigi Nesterenko, geb. 1964, erkrankte 1994 an MCS (Multiple Chemische Sensibilität). Um zu überleben, musste sie sich nicht nur mit dem Vermeiden und Ausleiten von Umweltschadstoffen wie Quecksilber und Palladium beschäftigen, sondern auch mit den MCS-Begleiterscheinungen wie einer Schimmelpilzallergie, chronischen Candidainfektion, Histamin- und Fruktoseintoleranz.

Durch ihre stetige Suche nach der Ursache konnte sie im Laufe der Jahre durch verschiedene naturheilkundliche Therapien einen erstaunlichen und respektvollen Weg der Genesung erfahren. Dieser Weg dauerte viele Jahre und erforderte extrem viel Eigeninitiative und Disziplin. Sie sammelte im Laufe der Jahre sehr umfangreiche Kenntnisse durch ständiges Lesen, Recherchieren, Experimentieren und intensiven Austausch mit anderen MCS-Betroffenen.

Und nicht zuletzt die Durchführung unendlich vieler hilfreicher und auch weniger nützlicher Therapien haben zu ihrem umfangreichen Wissen über Naturheilkunde beigetragen.

Ihre eigenen Erfahrungen und gesammelten Erkenntnisse hat sie mittlerweile in 17 Büchern veröffentlicht.

‚Mit der Nutzung meiner Erfahrungen können andere Menschen ihre Leidenswege möglicherweise abkürzen und viele tausend Euros sparen. Hätte ich vor 15 Jahren meinen heutigen Wissensschatz gehabt, wären

mir viele Jahre mit extrem eingeschränkter Lebensqualität erspart geblieben'.
Sigi Nesterenko

Hinweise für den Leser

Alle Angaben in diesem Buch wurden nach bestem Wissen und mit größter Sorgfalt erstellt. Die Angaben und Empfehlungen erfolgen ohne Verpflichtung oder Garantie der Autorin. Sie und der Verlag übernehmen keine Verantwortung und Haftung für Personen-, Sach- und Vermögensschäden aus der Anwendung der hier erteilten Ratschläge. Dieses Buch hat nicht die Absicht und erweckt nicht den Anspruch, eine ärztliche Behandlung zu ersetzen. Ausdrücklich wird empfohlen, eine medizinische Diagnose vom Therapeuten einzuholen und eine entsprechende Therapiebegleitung durchzuführen. Einige der vorgestellten Maßnahmen weichen von der gängigen medizinischen Lehrmeinung ab und resultieren aus der Erfahrungsheilkunde. Es wird ausdrücklich darauf hingewiesen, dass mit diesem Buch keine erfüllbaren Hoffnungen erweckt werden, die eventuelle Heilerfolge erwarten lassen können.

Fotoquellen: www.pixelio.de, www.fotolia.com

Seite 1 - © De Almeida Gilles/fotolia

Seite 3 - © Akibu/pixelio

Seite 8 - © Rainer Sturm/pixelio

Seite 15 - © Gerd Altmann/pixelio

Seite 24 - © Petro Feketa/fotolia

Seite 27 - © chocolat01/pixelio

Seite 32 - © angelsami/pixelio

Seite 47 - © Denise Campiono/fotolia

Seite 51 - © Ingrid Ruthe/pixelio

Seite 60 - © pixelio

Seite 71 - © Stephan Landgraf/pixelio

Seite 74 - © angelsami/pixelio

Seite 93 - © Sebastian Kaulitzki/fotolia

Seite 105 - © Robert Babiak/pixelio

Seite 117 - © S.G.S./pixelio